京都廣川"パザパ"薬学演習シリーズ❼

pas à pas
薬学計算演習
〔第2版〕

北海道医療大学名誉教授　黒澤隆夫 編著
北海道医療大学名誉教授　豊田栄子 編著

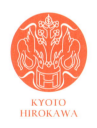

KYOTO
HIROKAWA

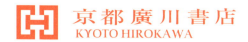

京都廣川書店
KYOTO HIROKAWA

執 筆 者

黒澤　隆夫　北海道医療大学名誉教授
豊田　栄子　北海道医療大学名誉教授
村井　　毅　北海道医療大学教授
吉村　昭毅　北海道医療大学教授

第2版まえがき

 6年制薬学教育がスタートして10年が経過した．その間，医療薬学の充実を目指した組織的な取組みが行われ，医療人としての薬剤師の養成に向けて日本の薬学教育が大きく変わった．一方で，著者らの大学においては，基礎力不足，特に薬学専門教育で最も必要とされる化学的なバックグラウンドに基づく計算力が不足している学生や計算問題を苦手とする学生が多く見受けられるようになった．そこで，これらの学生に対して，いかにして計算力を身につけてもらうかが大きな問題となり，「化学計算演習」の講義を導入した．

 本書は，時間の都合で「分析化学」および「物理化学」の講義中に十分に解説しきれない計算問題を中心に，「化学計算演習」の講義用テキストとして，本学の生命物理科学講座の教員によってまとめられたものである．"計算力"を一歩一歩（pas à pas）確実に身に付けることができるように，分析化学系および物理化学系科目の自己学習の演習問題として独学でも勉強が可能なように，さらにやさしい演習問題から徐々に応用問題への対応が可能なように構成されている．学生の皆さんには，物理系薬学の基礎力の向上あるいは確認のみならず，学年進行に伴う関係専門科目の基礎を習得するための副読本として本書を利用していただければ幸いである．なお，できる限り平易に問題の解答・解説を心掛けたため，一般的あるいは理論的な面では齟齬があることはお許

し願いたい.

　本書第2版を発行するにあたり，京都廣川書店社長廣川重男氏，ならびに出版にあたり種々のご便宜を頂いた編集部来栖　隆氏に厚く感謝申し上げる.

　2015年3月

著者一同

目　　次

第1章　化学計算の基礎　　1

1-1　物理量と単位 ·· 2
1-2　有効数字 ·· 7
1-3　分数計算 ·· 9
1-4　指数計算 ··· 10
1-5　対数計算 ··· 14
1-6　微分法 ··· 20
1-7　積分法 ··· 25
1-8　化学分析の基礎 ·· 30
1-9　分析データの表し方 ·· 36

第2章　化学平衡　　53

2-1　化学平衡と質量作用の法則 ····································· 54
2-2　化学平衡と化学ポテンシャル ··································· 59
2-3　酸・塩基平衡 ·· 68
2-4　緩衝液のpH ··· 99
2-5　沈殿平衡 ·· 114
2-6　酸化・還元平衡 ··· 126

第3章　反応速度論　　141

- 3-1　反応速度式 ········· 142
- 3-2　複合反応 ········· 166
- 3-3　反応速度と温度 ········· 180
- 3-4　酸・塩基触媒反応 ········· 188
- 3-5　酵素触媒反応 ········· 197

第4章　溶液の性質　　205

- 4-1　希薄溶液の束一的性質 ········· 206

第5章　熱力学　　227

付　録　　241

ギリシャ文字
モル沸点上昇定数，モル凝固点降下定数
常用対数表

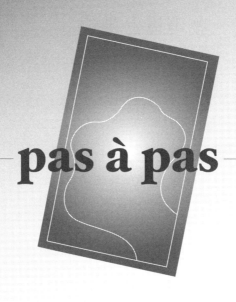

第1章

化学計算の基礎

1-1 物理量と単位

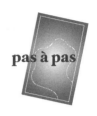
pas à pas

物理量は，数値と単位の積で表される．単位を記さずに数値だけでは，量としての意味をなさない．

問題1

次の物理量をSI基本単位で表しなさい．
(1) 長さ　　(2) 質量　　(3) 時間　　(4) 物質量　　(5) 温度

解答　(1) m　　(2) kg　　(3) s　　(4) mol　　(5) K

解説

一つの物理量に対して一つの統一した単位を用いることが推奨され，**国際単位系**（SI，フランス語のSystéme International d'Unitésに由来）が定められている．7つの基本物理量とその**SI基本単位**を表1に示す．

表1　SI基本単位

物理量	物理量の記号	SI単位の名称	SI単位の記号
長さ	l	メートル　（metre）	m
質量	m	キログラム　（kilogram）	kg
時間	t	秒（second）	s
電流	I	アンペア　（ampere）	A
熱力学温度	T	ケルビン　（Kelvin）	K
物質量	n	モル　（mole）	mol
光度	I_v	カンデラ　（candela）	cd

物理量を示す記号はイタリック体（斜体）で，単位記号はローマン体（立体）で記す．

問題2

次の物理量の次元とSI組立単位を記しなさい．
(1) 力　　(2) 圧力　　(3) 仕事　　(4) 体積　　(5) 密度
(6) モル濃度　　(7) 速度　　(8) 加速度

解答　(1) [力] = [質量] × [加速度] = kg m s^{-2}

(2) [圧力] = [力]/[面積] = $(\text{kg m s}^{-2})/\text{m}^2 = \text{kg m}^{-1}\text{s}^{-2}$

(3) [仕事] = [長さ] × [力] = $\text{m} \times (\text{kg m s}^{-2}) = \text{kg m}^2\text{s}^{-2}$

(4) [体積] = [長さ]^3 = m^3

(5) [密度] = [質量]/[体積] = kg m^{-3}

(6) [モル濃度] = [物質量]/[体積] = mol m^{-3}
　　[質量モル濃度] = [物質量]/[質量] = mol kg^{-1}

(7) [速度] = [長さ]/[時間] = m s^{-1}

(8) [加速度] = [速度]/[時間] = m s^{-2}

解説

基本物理量以外の物理量の単位は，基本単位の組合せである**組立単位**（**誘導単位**ともいう）で表す．重要な物理量の単位には**特別な名称**が与えられている（表2）．

表2　SI組立単位

物理量	SI単位の名称	SI単位の記号	SI基本単位による表現
力	ニュートン	N	kg m s^{-2}
圧力	パスカル	Pa	$\text{kg m}^{-1}\text{s}^{-2} = \text{N m}^{-2}$
エネルギー （仕事，熱量）	ジュール	J	$\text{kg m}^2\text{s}^{-2} = \text{N m} = \text{Pa m}^3$
周波数	ヘルツ	Hz	s^{-1}
仕事率	ワット	W	$\text{kg m}^2\text{s}^{-3} = \text{N m s}^{-1}$
電荷	クーロン	C	A s
電位	ボルト	V	$\text{m}^2\text{kg s}^{-3}\text{A}^{-1} = \text{J C}^{-1}$

問題 3

次の物理量を適切なSI接頭語を用いて書き直しなさい．
(1) 1.01325×10^5 Pa (2) 3×10^8 m s^{-1}
(3) 1.543×10^{-10} m (4) 4.184×10^3 J mol^{-1}
(5) 9.65×10^4 C mol^{-1} (6) 4.56×10^{-4} mol dm^{-3}

解答 (1) 1.01325×10^5 Pa $= 1013.25$ hPa $= 101.325$ kPa
(2) 3×10^8 m s^{-1} $= 300 \times 10^6$ m s^{-1} $= 300$ Mm s^{-1}
(3) 1.543×10^{-10} m $= 0.1543 \times 10^{-9}$ m $= 0.1543$ nm
(4) 4.184×10^3 J mol^{-1} $= 4.184$ kJ mol^{-1}
(5) 9.65×10^4 C mol^{-1} $= 96.5 \times 10^3$ C mol^{-1} $= 96.5$ kC mol^{-1}
(6) 4.56×10^{-4} mol dm^{-3} $= 0.456 \times 10^{-3}$ mol dm^{-3}
$= 0.456$ mmol dm^{-3}

解説

物理量を表すのに数値が大きすぎたり小さすぎたりして不便であるとき，単位の前に10の累乗の倍数を表す**接頭語**をつけて表す（表3）．

表3 SI接頭語

倍数	接頭語	記号	倍数	接頭語	記号
10	デカ (deca)	da	10^{-1}	デシ (deci)	d
10^2	ヘクト (hecto)	h	10^{-2}	センチ (centi)	c
10^3	キロ (kilo)	k	10^{-3}	ミリ (mili)	m
10^6	メガ (mega)	M	10^{-6}	マイクロ (micro)	μ
10^9	ギガ (giga)	G	10^{-9}	ナノ (nano)	n
10^{12}	テラ (tera)	T	10^{-12}	ピコ (pico)	p
10^{15}	ペタ (peta)	P	10^{-15}	フェムト (femto)	f
10^{18}	エクサ (exa)	E	10^{-18}	アト (atto)	a

問題4

次の物理量をSI基本単位で表しなさい。
(1) 1 L（リットル）　(2) 1 Hz（ヘルツ）
(3) 25 ℃（セルシウス度）　(4) 1 C（クーロン）
(5) 1 mol L^{-1}（モル濃度）　(6) 1 atm（1気圧）

解答　(1) 1 dm^3　(2) 1 s^{-1}　(3) 298.15 K　(4) 1 A s
(5) 1 mol dm^{-3}　(6) 1.01325 × 10^5 kg m^{-1} s^{-2}

解説

(1) 1 L とは，1辺が10 cm（0.1 m = 1 dm）の立方体の体積であるから，1 L =（0.1 m）^{3} = 1 dm^3
(2) Hzは周波数（振動数）の単位で，1秒間当たりの波数である．
(3) セルシウス温度とケルビン温度の目盛間隔は同じであり，T(K) = θ(℃) + 273.15 の関係がある．
(4) クーロンは電気量，電荷を表す単位で1 Cは1 Aの電流を1秒間流すことによって移動する電気量である．
(5) 1 L = 1 dm^3 であるから，1 mol L^{-1} = 1 mol dm^{-3}
(6) 1 atm = 1.01325 × 10^5 Pa = 1.01325 × 10^5 kg m^{-1} s^{-2}

旧来の慣例などからSI単位と併用することが認められている非SI単位がある（表4）．

表 4 非 SI と換算

物理量	単位の名称	単位の記号	SI 単位との換算
時間	分	min	1 min = 60 s
	時	h	1 h = 3600 s
	日	d	1 d = 86400 s
体積	リットル	L (l)	1 L = 10^{-3} m^3 = 1 dm^3
圧力[1]	気圧	atm	1 atm = 1.01325×10^5 Pa
圧力	バール	bar	1 bar = 1×10^5 Pa
長さ	オングストローム	Å	1 Å = 10^{-10} m
双極子モーメント	デバイ	D	1 D = 3.33564×10^{-30} C m
磁場（磁束密度）	ガウス	G	1 G = 10^{-4} T

[1] 標準状態圧力として 1 気圧（101.325 kPa）が採用されてきたが，1981 年に IUPAC（国際純正応用化学連合）が 1 bar（100 kPa）に変える推奨を行ったことから，2 つの標準状態圧力が存在している．

1-2 有効数字

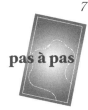

問題 1

次の値の有効数字は何桁か.
(1) 0.99 g cm^{-3} (2) 0.250 mol L^{-1} (3) 0.047 V
(4) 300 K (5) $3.00 \times 10^8 \text{ m s}^{-1}$

解答 (1) 2桁 (2) 3桁 (3) 2桁 (4) 判断できない
(5) 3桁

解説

有効数字とは測定によって得られた信頼できる数字のことである. 測定の精度によって保証される桁数は異なる. (1)の0.99の0は位取りで, 有効数字は2桁である. (2)の0.250と表した場合, 有効数字は3桁であり, 最小桁の0も信用できることを示している. もし, 測定精度が高くないことがわかっていれば, 最後の0をとって0.25 mol L^{-1}とするべきである. (3)の場合, 有効数字は2桁であり, 最上位の桁から連続するゼロは有効数字に含めない. (4)の場合, この温度がどの程度厳密に測定されたものかわからなければ, 有効数字は判断できない. (5)は真空中の光速度を指数表記したもので, 仮数部の桁数が有効数字となる. もし300000000と書いたら有効数字は9桁になり, 不適切な表記になる.

問題2

答えの精度に注意して，次の計算をしなさい．
(1) 15.31 + 4.7　　(2) 32.32 + 125.6　　(3) 1.00×10^2 + 76.1
(4) 11.548 − 2.41　　(5) 0.52 × 3.14
(6) 1.83 × 5.93 + 2.64　　(7) 5.324 ÷ 12

解答・解説

有効数字を考えた計算の場合，足し算と引き算では小数点以下の桁数が最も少ない桁数に合わせ，掛け算と割り算では各数値の中で有効数字が最も少ない桁数に合わせる．

(1) 15.31 + 4.7 = 20.0 （4.7 が小数点以下 1 桁だから）
(2) 32.32 + 125.6 = 157.9 （125.6 が小数点以下 1 桁だから）
(3) 1.00×10^2 + 76.1 = 100 + 76.1 = 176 （100 が小数点以下に数字をもたないから）
(4) 11.548 − 2.41 = 9.14 　（2.41 が小数点以下 2 桁だから，ひとまず 9.138 とし，丸めて 9.14）
(5) 0.52 × 3.14 = 1.6 　（0.52 の有効数字の桁数が 2 桁だから）
(6) 1.83 × 5.93 + 2.64 = 10.9 + 2.64 = 13.5 　（掛け算では有効数字 3 桁，足し算では小数点以下 1 桁に合わせる）
(7) 5.324 ÷ 12 = 0.44 （有効数字 2 桁）

1-3 分数計算

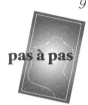

問題1

次式を計算して簡単な式にまとめなさい.

(1) $\dfrac{1}{3} + \dfrac{3}{7}$ (2) $\dfrac{1.5}{5} + \dfrac{3}{4}$ (3) $\dfrac{2}{3} - \dfrac{1}{4}$ (4) $\dfrac{2}{15} - \dfrac{2}{3}$

(5) $\dfrac{2}{5} \times \dfrac{1}{8}$ (6) $\dfrac{13}{6} \times \dfrac{2}{3}$ (7) $\dfrac{2}{3} \div \dfrac{1}{12}$ (8) $\dfrac{4}{15} \div \dfrac{2}{11}$

解答 (1) $\dfrac{1 \times 7 + 3 \times 3}{3 \times 7} = \dfrac{16}{21}$ (2) $\dfrac{1.5 \times 4 + 3 \times 5}{5 \times 4} = \dfrac{6 + 15}{20} = \dfrac{21}{20}$

(3) $\dfrac{2 \times 4 - 1 \times 3}{3 \times 4} = \dfrac{8 - 3}{12} = \dfrac{5}{12}$

(4) $\dfrac{2}{15} - \dfrac{2 \times 5}{3 \times 5} = \dfrac{2 - 10}{15} = -\dfrac{8}{15}$ (5) $\dfrac{2 \times 1}{5 \times 8} = \dfrac{1}{20}$

(6) $\dfrac{13 \times 2}{6 \times 3} = \dfrac{13}{9}$ (7) $\dfrac{2}{3} \times \dfrac{12}{1} = 8$ (8) $\dfrac{4}{15} \times \dfrac{11}{2} = \dfrac{22}{15}$

解説

　分数は分子と分母からできている. a/b では, a が分子, b が分母である. 分子と分母にそれぞれ同じ数を掛けても, 同じ数で割っても分数の値は変わらない. 分数どうしの足し算や引き算では, それぞれの分母が同じときに限って分子どうしの足し算や引き算ができる. 分数どうしのかけ算は分子どうし, 分母どうしをそれぞれ別々に掛けて, 必要なら約分すればよい. また, 分数どうしの割り算では, 分数の逆数（分母と分子を入れ替える）を掛ければよい.

1-4 指数計算

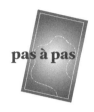
pas à pas

Check Point

* 10^n や A^n のように同じ数や文字を何回掛け合わせたかを示す n を**指数**といい，指数を用いた数や式の表現を**累乗表記**(指数表記)という．指数計算は以下の規則に従う．

  $a^m \times a^n = a^{m+n}$　　$a^m \div a^n = a^{m-n}$　　$a^0 = 1$

  $(a^m)^n = a^{mn}$　　$(a \times b)^n = a^n \times b^n$　　$\left(\dfrac{a}{b}\right)^n = \dfrac{a^n}{b^n}$

  $\dfrac{1}{a^n} = a^{-n}$　　$a^{1/n} = \sqrt[n]{a}$

  $x^n = a \longleftrightarrow x = a^{1/n}$　　あるいは　$x = \sqrt[n]{a}$

* 指数を含む数を電卓を使って計算するには，$\boxed{x^y}$ キーを使う．たとえば $3^{0.8}$ は，まず 3 と入力してから $\boxed{x^y}$ キーを押し，次に 0.8 と入力して最後に $\boxed{=}$ キーを押せば 2.408 と結果が得られる．または，3, $\boxed{x^\blacksquare}$ キー，0.8, $\boxed{=}$ キーの順で押せば求められる（電卓によって異なる）．

問題 1

次の値を計算しなさい．
(1) $10^3 \times 10^6$　　(2) $10^5 \times 10^{-2}$　　(3) $10^3 \div 10^6$
(4) $10^4 \times 2^{-2} \div 5^3$　　(5) $3^{-1/2} \times 3^{2/3} \div 3^{1/3}$
(6) $9^{1.5} \times 36^{-0.5} \div 12^2 \times 2^4$　　(7) $6^{1.2} \times 3^{0.4} \div (2^{0.7} \times 3^{4/5})$

1-4 指数計算

解答・解説

(1) $10^{(3+6)} = 10^9$

(2) $10^{(5-2)} = 10^3$

(3) $10^{(3-6)} = 10^{-3}$

(4) $10 = 2 \times 5$ と考えると約分できるので，計算が簡単になる．

$$\frac{(2 \times 5)^4 \times 2^{-2}}{5^3} = \frac{2^4 \times 5^4 \times 2^{-2}}{5^3} = \frac{2^2 \times 5^4}{5^3}$$
$$= 2^2 \times 5^4 \times 5^{-3} = 2^2 \times 5 = 4 \times 5 = 20$$

(5) $\dfrac{3^{(-1/2)+(2/3)}}{3^{1/3}} = 3^{(-1/2)+(2/3)-(1/3)} = 3^{(-1/2)+(1/3)} = 3^{-1/6}$

(6) $\dfrac{9^{1.5} \times 36^{-0.5} \times 2^4}{12^2} = \dfrac{3^{2 \times 1.5} \times 3^{2 \times (-0.5)} \times 2^{2 \times (-0.5)} \times 2^4}{2^2 \times 2^2 \times 3^2}$

$$= \frac{3^2 \times 2^3}{2^4 \times 3^2} = \frac{1}{2}$$

(7) $\dfrac{6^{1.2} \times 3^{0.4}}{2^{0.7} \times 3^{4/5}} = \dfrac{(2^{1.2} \times 3^{1.2}) \times 3^{0.4}}{2^{0.7} \times 3^{0.8}} = 2^{(1.2-0.7)} \times 3^{(1.6-0.8)} = 2^{0.5} \times 3^{0.8}$

$$= 1.41 \times 2.41 = 3.82$$

問題2

次の x の値を計算しなさい．
(1) $x^2 = 100$ (2) $x^3 = 27$ (3) $x^5 = 100$
(4) $x^{1/2} = 10$ (5) $x^{2.5} = 100$

解答 (1) ± 10 (2) 3   (3) 2.51   (4) 100   (5) 6.31

解説

$x^n = a$ となる x を a の n 乗根という．n が奇数であれば解は1つで，$x = \sqrt[n]{a}$ と表す．n が偶数であれば解は2つで，$x = \pm \sqrt[n]{a}$ である．$n = 2$ の場合は $x = \sqrt[2]{a} = \sqrt{a}$ と表すのが習慣となっている．

(1) $x = \sqrt{100} = \pm 10$
(2) $x = \sqrt[3]{27} = \sqrt[3]{3^3} = 3$
(3) $x = \sqrt[5]{100} = 10^{\frac{2}{5}} = 10^{0.4} = 2.51$

電卓で100と入力してから $x^{1/y}$ キーを押し，次に5を入力し，$=$ キーを押す．または，5，$\sqrt[■]{□}$ キー，100，$=$ キーの順で押せば求められる．

(4) 両辺を2乗すると，$x = 10^2 = 100$
(5) 両辺を1/2.5乗すると，$x = 100^{1/2.5} = 100^{0.4} = 6.31\cdots$
電卓で100，$x^■$ キー，0.4，$=$ キーの順で押す．

1-4 指数計算

問題3

次の物理定数を科学的表記法(指数表記)で表しなさい.
(1) $c = 299792458 \text{ m s}^{-1}$
(2) $F = 96485 \text{ C mol}^{-1}$
(3) $1 \text{ atm} = 101325 \text{ Pa}$

解答 (1) $c = 2.99792458 \times 10^8 \text{ m s}^{-1}$ (真空中の光速度)
(2) $F = 9.6485 \times 10^4 \text{ C mol}^{-1}$ (ファラデー定数)
(3) $1 \text{ atm} = 1.01325 \times 10^5 \text{ Pa}$ (標準大気圧)

解説

理化学分野で非常に小さな数値や非常に大きな数値を扱うとき,それらを表現するのに**科学的表記法**を使うことが多い.科学的表記法では,1から10までの間の数に10の累乗を掛けたもので表現する.10の累乗は

$10^1 = 10$　　　　　　　　　　　　　$10^{-1} = 0.1$
$10^2 = 10 \times 10 = 100$　　　　　　$10^{-2} = 0.01$
$10^3 = 10 \times 10 \times 10 = 1000$　　$10^{-3} = 0.001$
$10^4 = 10 \times 10 \times 10 \times 10 = 10000$　$10^{-4} = 0.0001$

となり,10^n では1のあとに0が n 個続く.また,10^{-n} は小数点以下第 n 桁目に1が現れる.

1-5 対数計算

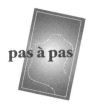
pas à pas

Check Point

対数計算の規則

$y = a^x \longleftrightarrow x = \log_a y \qquad a^0 = 1 \longleftrightarrow \log_a 1 = 0$

常用対数　$\log_{10} x = \log x$　　自然対数　$\log_e x = \ln x \ (e = 2.718\cdots)$

$\log_a (x \times y) = \log_a x + \log_a y \qquad \log_a \dfrac{x}{y} = \log_a x - \log_a y$

$\log_a x^y = y \times \log_a x \qquad \log_a \dfrac{1}{x} = \log_a x^{-1} = -\log_a x$

$\log_y x = \dfrac{\log_a x}{\log_a y} \qquad \log_y x = \dfrac{\log_x x}{\log_x y} = \dfrac{1}{\log_x y}$

$\ln x = \log_e x = \dfrac{\log_{10} x}{\log_{10} e} = \ln 10 \times \log x = 2.303 \log x$

問題 1

次の値を計算しなさい．

(1) $\log 2$　　(2) $\log 3$　　(3) $\log 5$　　(4) $\log 6$

(5) $\log 1$　　(6) $\log 10$　　(7) $\log 100$　　(8) $\log \dfrac{1}{4}$

(9) $\log 0.01$　　(10) $\ln 1$　　(11) $\ln 2$　　(12) $\ln 10$

(13) $\ln 0.1$　　(14) $\ln \dfrac{1}{2}$

1-5 対数計算

解答 (1) $\log 2 = 0.301\cdots$ （関数電卓を用い，まず2を入力してから $\boxed{\log}$ キーを押す．または，$\boxed{\log}$ キー，2，$\boxed{=}$ キーの順で押す電卓もある）

(2) $\log 3 = 0.477\cdots$

(3) $\log 5 = 0.6989\cdots$ （関数電卓を用いて直接計算した場合）
$\log 5 = \log 10/2 = \log 10 - \log 2 = 1 - 0.301 = 0.699$
（5を10/2と考える）

(4) $\log 6 = 0.778\cdots$ （関数電卓を用いて直接計算した場合）
$\log 6 = \log(2 \times 3) = \log 2 + \log 3 = 0.301 + 0.477$
$= 0.778$ （6を2×3と考える）

(5) $\log 1 = \log 10^0 = 0$ （10の累乗に対する常用対数の値は，指数の数字そのものとなる）

(6) $\log 10 = \log 10^1 = 1$

(7) $\log 100 = \log 10^2 = 2$

(8) $\log 1/4 = \log 1 - \log 4 = 0 - 2 \times \log 2 = -2 \times 0.301$
$= -0.602$ あるいは
$\log 1/4 = \log 4^{-1} = -1 \times \log 4 = -2 \times 0.301$
$= -0.602$ でもよい．

(9) $\log 0.01 = \log 10^{-2} = -2$ （真数が1より小さいときは負の値になる）

(10) $\ln 1 = 0$

(11) $\ln 2 = 0.693\cdots$ （関数電卓を用い，まず2を入力してから $\boxed{\ln}$ キーを押す．または，$\boxed{\ln}$ キー，2，$\boxed{=}$ キーの順で押す電卓もある）または，$\ln 2 = 2.303 \log 2 = 2.303 \times 0.301 = 0.693$

(12) $\ln 10 = 2.302\cdots$

(13) $\ln 0.1 = \ln 10^{-1} = -2.302\cdots$ （真数が1より小さいときは負の値になる）

(14) $\ln 1/2 = \ln 1 - \ln 2 = 0 - 0.693 = -0.693$

解説

a, x および y が $y = a^x$ の関係にあるとき，**指数** x は a（ただし，$a > 0$, $a \neq 1$）を底とする y の**対数**であるといい，関数を用いて，$x = \log_a y$ と表される．y は a を底とする x の**真数**である．対数の底 a は，任意の数を取ることができるが，化学計算では $a = 10$ と $a = e$ を考えれば十分である．底が 10 の対数は**常用対数**（common logarithms）とよばれ，$\log_{10} x$ または 10 を省略して $\log x$ と略記される．また，e（2.718 …）を底とする対数は**自然対数**（natural logarithm）とよばれ，$\ln x$ と表記する．$\ln x$ と $\log x$ の間には，$\ln x = 2.303 \log x$ の関係が成り立つ．

問題 2

次の数値を 10^n の形で表しなさい．ただし，$\log 2 = 0.30$, $\log 3 = 0.48$ とする．

(1) 2^{20} (2) 5^{20} (3) 8^{10}

(4) 3^{-20} (5) $2^{20} \times 3^{25}$ (6) $\left(\dfrac{1}{2}\right)^{20} \times \left(\dfrac{1}{3}\right)^{25}$

1-5 対数計算

解答 (1) $\log 2^{20} = 20 \times \log 2 = 20 \times 0.30 = 6$
よって，$2^{30} = 10^6$

(2) $\log 5^{20} = 20 \times \log 5 = 20 \times \log \dfrac{10}{2} = 20 \times 0.7 = 14$
よって，$5^{20} = 10^{14}$

(3) $\log 8^{10} = 10 \times \log 8 = 10 \times 3\log 2 = 10 \times 0.9 = 9$
よって，$8^{10} = 10^9$

(4) $\log 3^{-20} = -20 \times \log 3 = -20 \times 0.48 = -9.6$
$\phantom{\log 3^{-20}} = -9 - \log 4 = \log \dfrac{10^{-9}}{4} = \log(2.5 \times 10^{-10})$
よって，$3^{-30} = 2.5 \times 10^{-10}$

(5) $\log(2^{20} \times 3^{25}) = 20\log 2 + 25\log 3$
$\phantom{\log(2^{20} \times 3^{25})} = 20 \times 0.30 + 25 \times 0.48$
$\phantom{\log(2^{20} \times 3^{25})} = 6 + 12 = 18$
よって，$2^{20} \times 3^{25} = 10^{18}$

(6) $\log\left[\left(\dfrac{1}{2}\right)^{20} \times \left(\dfrac{1}{3}\right)^{25}\right] = 20\log\dfrac{1}{2} + 25\log\dfrac{1}{3}$
$\phantom{\log\left[\left(\dfrac{1}{2}\right)^{20}\right]} = -20\log 2 - 25\log 3 = -6 - 12$
$\phantom{\log\left[\left(\dfrac{1}{2}\right)^{20}\right]} = -18$
よって，$\left(\dfrac{1}{2}\right)^{20} \times \left(\dfrac{1}{3}\right)^{25} = 10^{-18}$

解説

a^{20} を 10^n のように表すと容易にその桁数が分かり，数値の大きさが実感できる．ここでは $\log 2 = 0.30$，$\log 3 = 0.48$ として計算しているため実際の数値は異なるが，ほぼその大きさをつかむことができる．

問題 3

x の値を計算しなさい.
(1) $\log x = 2.0$　　(2) $\log x = 3.4$　　(3) $\log x = -2.5$
(4) $\ln x = 2.0$　　(5) $\ln x = 3.4$　　(6) $\ln x = -2.5$

解答・解説

(1) $\log x = 2.0$ は, 10 を 2 乗すると x になるという意味であるから,
$x = 10^2 = 100$

(2) $x = 10^{3.4}$ であるから, 関数電卓でまず 3.4 と入力し, $\boxed{10^x}$ キーを押せばよい.
$$x = 10^{3.4} = 2511.886\cdots = 2.5 \times 10^3$$
または
$\log x = 3.4 = 3 + 0.4 = \log 10^3 + \log 2.5 = \log (2.5 \times 10^3)$ (対数表より $0.4 = \log 2.512$)
$x = 2.5 \times 10^3$

(3) $x = 10^{-2.5}$ であるから, 関数電卓でまず -2.5 と入力し, $\boxed{10^x}$ キーを押せばよい.
$$x = 10^{-2.5} = 0.003162\cdots = 3.2 \times 10^{-3}$$
または
$\log x = -2.5 = -3 + 0.5 = \log 10^{-3} + \log 3.2$
$\quad = \log (3.2 \times 10^{-3})$ (対数表より $0.5 = \log 3.162$)
$x = 3.2 \times 10^{-3}$

(4) $\ln x = 2.0$ は, e を 2 乗すると x になるという意味であるから, 関数電卓でまず 2 と入力し, $\boxed{e^x}$ キーを押せばよい.
$$x = e^2 = 7.389\cdots \fallingdotseq 7.4$$
または
$\ln x = 2.303 \log x = 2.0$, $\log x = \dfrac{2.0}{2.303} = 0.868 = \log 7.4$

1-5 対数計算

(対数表より $0.868 = \log 7.389$)

$x = 7.4$

(5) $x = \mathrm{e}^{3.4}$ であるから,関数電卓でまず 3.4 と入力し,$\boxed{\mathrm{e}^x}$ キーを押せばよい.

$x = \mathrm{e}^{3.4} = 29.964\cdots$

または

$\ln x = 2.303 \log x = 3.4,\ \log x = \dfrac{3.4}{2.303} = 1.476 = 1 + 0.476$

$= \log 10 + \log 3.0 = \log(3.0 \times 10)$

(対数表より $0.476 = \log 2.992$)

$x = 30$

(6) $x = \mathrm{e}^{-2.5}$ であるから,関数電卓でまず -2.5 と入力し,$\boxed{\mathrm{e}^x}$ キーを押せばよい.

$x = \mathrm{e}^{-2.5} = 0.0820\cdots = 8.2 \times 10^{-2}$

または

$\ln x = 2.303 \log x = -2.5,\ \log x = -\dfrac{2.5}{2.303} = -1.086$

$= -2 + 0.914 = \log 10^{-2} + \log 8.2 = \log(8.2 \times 10^{-2})$

(対数表より $0.914 = \log 8.203$)

$x = 8.2 \times 10^{-2}$

1-6 微分法

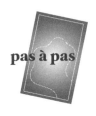
pas à pas

　関数 $y = f(x)$ から**導関数**（$f'(x)$, y', $\dfrac{dy}{dx}$, $\dfrac{df(x)}{dx}$ などと表す）を求めることを"**微分する**"という．導関数と呼ばれる量は，ある変数に対する別の変数の変化率であると考えることができる．例えば，加速度は時間に対する速度の変化率であり，反応速度は時間に対する濃度の変化率である．変化率は，1 つの変数をもう 1 つの変数に対してプロットしたグラフの傾きから求められる．グラフが直線の場合は，2 つの点の座標がわかっていれば直線の傾きは容易に計算できる．また，直線の方程式，$y = mx + c$, がわかっていれば，m が傾き，c が切片であるから傾きを決定できる．一方，曲線の傾きを求めるには，ある点で接線を引きその接線の傾きを求めればよい．しかし，曲線上の接線はどの位置で引くかによって異なるので，曲線の傾きは絶えず変化する．ここで，曲線の方程式がわかっていれば傾きを決定することができる．例えば，曲線の方程式が $y = x^2 + 3$ であれば，x についての y の傾きは導関数（$\dfrac{dy}{dx} = 2x$）から求められる（$\dfrac{dy}{dx}$ は"ディーワイディーエックス"とよむ）．すなわち，曲線の傾きは x の値によって変わる．

Check Point

* 導関数の定義 $f'(x) = \lim_{h \to 0} \dfrac{f(x+h) - f(x)}{h}$

* 導関数の公式

  $y = x^n$ のとき $y' = f'(x) = nx^{n-1}$

  $y = f(x) = c$ のとき $y' = f'(x) = 0$ （c は定数）

  $y = kf(x)$ のとき $y' = kf'(x)$ （k は定数）

  $y = f(x) \cdot g(x)$ のとき $y' = f'(x)g(x) + f(x)g'(x)$

  $y = \{f(x) \pm g(x)\}$ のとき $y' = f'(x) \pm g'(x)$

  $y = \{f(x)\}^n$ のとき $y' = n\{f(x)\}^{n-1}f'(x)$

* $\dfrac{dx^n}{dx} = nx^{n-1}$ 　　$\dfrac{de^x}{dx} = e^x$

* $\dfrac{d(\ln x)}{dx} = \dfrac{1}{x}$ 　　$\dfrac{d(\log x)}{dx} = \dfrac{1}{2.303\,x}$

* $\dfrac{d(\sin x)}{dx} = \cos x$ 　　$\dfrac{d(\cos x)}{dx} = -\sin x$

問題 1

次の関数の導関数を求めなさい．

(1) $y = f(x) = x$ 　　(2) $y = f(x) = x^2$

(3) $y = f(x) = x^3 + 1$ 　　(4) $y = f(x) = x^3 - x^2 + x$

(5) $y = f(x) = -\dfrac{1}{3}x^3 + 2x^2 - 1$ 　　(6) $y = f(x) = \dfrac{1}{x}$

(7) $y = f(x) = (x+1)(x^2+1)$

解答 (1) $f'(x) = 1$　(2) $f'(x) = 2x$　(3) $f'(x) = 3x^2$
(4) $f'(x) = 3x^2 - 2x + 1$　(5) $f'(x) = -x^2 + 4x$
(6) $f'(x) = -\dfrac{1}{x^2}$
(7) $f'(x+1) \cdot g(x^2+1) + f(x+1) \cdot g'(x^2+1)$
$= 1 \cdot (x^2+1) + (x+1) \cdot 2x = x^2 + 1 + 2x^2 + 2x$
$= 3x^2 + 2x + 1$

問題2

次の関数の導関数を求めなさい．
(1) $f(x) = e^x$　(2) $f(x) = e^{2x}$　(3) $f(x) = \ln 2x$
(4) $f(x) = \ln(x^2+1)$　(5) $f(x) = \log 2x$
(6) $f(x) = \sin 2x$　(7) $f(x) = \cos(4x+2)$

解答 (1) $\dfrac{de^x}{dx} = e^x$　(2) $\dfrac{de^{2x}}{dx} = 2e^{2x}$　(3) $\dfrac{d(\ln 2x)}{dx} = \dfrac{1}{x}$
(4) $\dfrac{d[\ln(x^2+1)]}{dx} = \dfrac{2x}{x^2+1}$
(5) $\dfrac{d(\log 2x)}{dx} = \dfrac{1}{2.303x}$
(6) $\dfrac{d(\sin 2x)}{dx} = 2\cos 2x$
(7) $\dfrac{d[\cos(4x+2)]}{dx} = -4\cos(4x+2)$

解説

関数を y や $f(x)$ を使う代わりに導関数の記号の中に直接書く場合がある．この方が簡潔に表現できる．

(1) **指数関数**の一般的な導関数は，$\dfrac{\mathrm{d}e^{ax}}{\mathrm{d}x} = ae^{ax}$ である．したがって，$\dfrac{\mathrm{d}e^x}{\mathrm{d}x} = e^x$ となり，元の関数と導関数が同じとなる．

(2) (1)と同様

(3) **自然対数関数**の導関数は，$\dfrac{\mathrm{d}(\ln x)}{\mathrm{d}x} = \dfrac{1}{x}$ である．$\ln 2x = \ln 2 + \ln x$ であるから各項を微分すると，

$$\frac{\mathrm{d}(\ln 2x)}{\mathrm{d}x} = \frac{\mathrm{d}(\ln 2)}{\mathrm{d}x} + \frac{\mathrm{d}(\ln x)}{\mathrm{d}x} = 0 + \frac{1}{x} = \frac{1}{x} \text{ となる．}$$

(4) $y = \ln z$, $z = x^2 + 1$ の組合せであると考えると，$\dfrac{\mathrm{d}y}{\mathrm{d}z} = \dfrac{1}{z}$, $\dfrac{\mathrm{d}z}{\mathrm{d}x} = 2x$ であるから

$$\frac{\mathrm{d}y}{\mathrm{d}x} = \frac{\mathrm{d}y}{\mathrm{d}z} \cdot \frac{\mathrm{d}z}{\mathrm{d}x} = \frac{1}{z} \times 2x = \frac{1}{x^2 + 1} \times 2x = \frac{2x}{x^2 + 1} \text{ となる．}$$

(5) **常用対数関数**は，$\log x = \dfrac{\ln x}{2.303}$ の関係を用いて微分できる．すなわち，$\ln x$ をまず微分し次に 2.303 で割る．

$$\frac{\mathrm{d}(\log 2x)}{\mathrm{d}x} = \frac{1}{2.303} \cdot \frac{\mathrm{d}(\ln 2x)}{\mathrm{d}x} = \frac{1}{2.303} \times \frac{1}{x} = \frac{1}{2.303x}$$

(6) 三角関数サインの微分は，$\dfrac{\mathrm{d}[\sin(ax + b)]}{\mathrm{d}x} = a\cos(ax + b)$ であるので，$\dfrac{\mathrm{d}(\sin 2x)}{\mathrm{d}x} = 2\cos 2x$ となる．

(7) 三角関数コサインの微分は，$\dfrac{\mathrm{d}[\cos(ax + b)]}{\mathrm{d}x} = -a\sin(ax + b)$ であるので，$\dfrac{\mathrm{d}[\cos(4x + 2)]}{\mathrm{d}x} = -4\cos(4x + 2)$ となる．

問題 3

化学反応の速度定数 k は絶対温度 T と次式(アレニウス式)によって関係づけられる.

$$\ln k = \ln A - \frac{E_a}{RT} \tag{1}$$

ただし,A は頻度因子,E_a は活性化エネルギー,R は気体定数である.$\dfrac{\mathrm{d}\ln k}{\mathrm{d}T}$ を求めなさい.

解答

$\dfrac{\mathrm{d}\ln k}{\mathrm{d}T} = \dfrac{E_a}{RT^2}$

解説

(1)式を $\ln k = \ln A - \dfrac{E_a}{RT} = \ln A - \dfrac{E_a}{R}\cdot T^{-1}$ と変形し,温度 T で微分する.

$$\frac{\mathrm{d}\ln k}{\mathrm{d}T} = -\frac{E_a}{R}(-T^{-2}) = \frac{E_a}{RT^2}$$

これが微分型アレニウス式である.

1-7 積分法

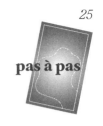

積分とは,微分と逆のプロセスである.いま,$f(x)$ を積分したものを $F(x)$ とおくと,$F(x)$ を微分すると,$F'(x) = f(x)$ となる.たとえば,$f(x) = x^2$ を微分すると導関数 $2x$ が得られ,逆に $2x$ を積分すれば x^2 が得られる.ただし,ここで注意しなければならない点がある.定数の導関数は 0 なので,$f(x) = x^2 + 3$ や $f(x) = x^2 - 6$ を微分しても導関数は $2x$ になる.そこで,定数を C で表すと,$f(x) = x^2 + C$ の導関数は $2x$ であり,$2x$ の積分は $f(x) = x^2 + C$ であるとする.この "x についての $2x$ の積分" を数学記号で表すと

$$F(x) = \int f(x)\,\mathrm{d}x = \int 2x\,\mathrm{d}x = x^2 + C$$

となる.定数 C を**積分定数**といい,このような積分を**不定積分**という.

Check Point

* $\int x^n \, dx = \dfrac{x^{n+1}}{n+1} + C$

  x^n の積分は，累乗の指数を1増やし，その累乗の指数で割る．ただし，$n = -1$ の場合は，0で割ることになるからこの公式が適用できない．

* $\int x^{-1} \, dx = \int \dfrac{1}{x} \, dx = \ln x + C$

* $\int k f(x) \, dx = k \int f(x) \, dx$

* $\int \{f(x) \pm g(x)\} \, dx = \int f(x) \, dx \pm \int g(x) \, dx$

* $\int e^{nx} \, dx = \dfrac{e^{nx}}{n} + C$

* $\int \cos nx \, dx = \dfrac{1}{n} \sin nx + C$

* $\int \sin nx \, dx = -\dfrac{1}{n} \cos nx + C$

問題 1

次の関数の不定積分を求めなさい．

(1) $f(x) = 2x$ (2) $f(x) = x^2$ (3) $f(x) = 3x^4$

(4) $f(x) = x^{-6}$ (5) $f(x) = x^3 - 3x + 1$ (6) $f(x) = \dfrac{1}{x}$

(7) $f(x) = \sqrt{x}$ (8) $f(x) = 3e^{-2x}$ (9) $f(x) = \sin 2x$

解答 (1) $\int 2x\,dx = 2\int x\,dx = 2 \times \dfrac{x^2}{2} + C = x^2 + C$

(2) $\int x^2\,dx = \dfrac{1}{3}x^3 + C$

(3) $\int 3x^4\,dx = 3\int x^4\,dx = \dfrac{3}{5}x^5 + C$

(4) $\int x^{-6}\,dx = \dfrac{x^{-6+1}}{-6+1} + C = -\dfrac{x^{-5}}{5} + C$

$\qquad = -\dfrac{1}{5x^5} + C$

(5) $\int (x^3 - 3x + 1)\,dx = \dfrac{1}{4}x^4 - \dfrac{3}{2}x^2 + x + C$

(6) $\int \dfrac{1}{x}\,dx = \ln x + C$

(7) $\int \sqrt{x}\,dx = \int x^{\frac{1}{2}}\,dx = \dfrac{1}{3/2}x^{\frac{3}{2}} + C$

$\qquad = \dfrac{2}{3}x^{\frac{3}{2}} + C$

(8) $\int 3e^{-2x}\,dx = 3\int e^{-2x}\,dx = 3\left(\dfrac{e^{-2x}}{-2}\right) + C$

$\qquad = -\dfrac{3}{2}e^{-2x} + C$

(9) $\int \sin 2x\,dx = -\dfrac{1}{2}\cos 2x + C$

問題2

次の定積分を求めなさい.

(1) $\int_1^2 2x\,dx$ 　(2) $\int_1^4 x^2\,dx$ 　(3) $\int_{-1}^3 (x^2 - 2x + 1)\,dx$

(4) $\int_1^3 \dfrac{1}{2x}\,dx$ 　(5) $\int_0^1 e^{2x}\,dx$ 　(6) $\int_0^\pi \sin 4x\,dx$

解答

(1) $\int_1^2 2x\,dx = [x^2]_1^2 = [2^2] - [1^2] = 4 - 1 = 3$

(2) $\int_1^4 x^2\,dx = [\dfrac{1}{3}x^3]_1^4 = [\dfrac{4^3}{3}] - [\dfrac{1^3}{3}] = \dfrac{64}{3} - \dfrac{1}{3} = \dfrac{63}{3} = 21$

(3) $\int_{-1}^3 (x^2 - 2x + 1)\,dx = [\dfrac{x^3}{3} - x^2 + x]_{-1}^3$

$= [\dfrac{3^3}{3} - 3^2 + 3] - [\dfrac{(-1)^3}{3} - (-1)^2 - 1]$

$= 3 + \dfrac{7}{3} = 5\dfrac{1}{3}$

(4) $\int_1^3 \dfrac{1}{2x}\,dx = \dfrac{1}{2}[\ln x]_1^3 = \dfrac{1}{2}[\ln 3 - \ln 1]$

$= \dfrac{1}{2}[1.099 - 0] = 0.549$

(5) $\int_0^1 e^{2x}\,dx = [\dfrac{e^{2x}}{2}]_0^1 = \dfrac{e^2}{2} - \dfrac{e^0}{2} = \dfrac{7.39}{2} - \dfrac{1}{2} = \dfrac{6.39}{2}$

$= 3.20$

(6) $\int_0^\pi \sin 4x\,dx = \left[\dfrac{-\cos 4x}{4}\right]_0^\pi$

$= \left[\dfrac{-\cos 4\pi}{4}\right] - \left[\dfrac{-\cos 0}{4}\right] = \dfrac{-1}{4} + \dfrac{1}{4} = 0$

解説

定数 C の定まらない不定積分に対して，x の積分区間を $a \sim b$ と明確に定めて計算する積分を**定積分**という．定積分は，$\int_1^2 2x\,\mathrm{d}x = [x^2]_1^2 = [2^2] - [1^2] = 4 - 1 = 3$ のように表し，積分記号（またはインテグラルとよぶ）の上下の数は積分範囲という．下にあるのが積分の下限，上にあるのが積分の上限である．この定積分の値を決めるには，まず上限で積分を計算し，次に下限で積分を計算して上限での値から下限での値を差し引けばよい．このとき積分定数 C は打ち消し合うので，積分範囲を扱う際には積分定数を省略する．

1-8 化学分析の基礎

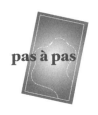

原子量：質量数 12 の炭素原子 $^{12}_{6}C$ を 12 と定め，これを基準として同位体の存在比を考慮して求めた相対質量の平均値．

分子量：分子を構成している各成分元素の原子量の総和．

式量：イオン結合性化合物では分子量の代わりに式量を用いる．その化学式（組成式）中の各成分元素の原子量の総和で表す．化合物がイオンの場合はイオン式量という．

アボガドロ数：$^{12}_{6}C$ 原子の 12 g 中に含まれる原子の個数（6.022×10^{23} 個）をアボガドロ数という．

物質量（mol）：6.022×10^{23} 個の粒子（原子またはイオン，分子）の集まりを 1 単位として 1 mol で表す．物質 1 mol は 6.022×10^{23} 個の粒子からなる（6.022×10^{23} mol^{-1}：**アボガドロ定数**，N_A）

モル質量：物質 1 mol 当たりの質量をモル質量（kg/mol）という．g/mol 単位で表した純物質のモル質量の数値はその物質の分子量に等しい．

問題 1

次の物質の mol 数を求めなさい．
(1) Na_2CO_3　0.235 g　　(2) $CaSO_4 \cdot 2\,H_2O$　51.66 g
(3) $Al_2(SO_4)_3$　34.3 mg　　(4) H_2SO_4　24.5 g
(5) グリシン（NH_2CH_2COOH）　30 kg
(6) グルコース（$C_6H_{12}O_6$）　10.0 g

解答・解説

(1) $\dfrac{0.235}{106.0} = 0.00222 \text{ mol} = 2.22 \text{ mmol}$ (2) $\dfrac{51.66}{172.2} = 0.3000 \text{ mol}$

(3) $34.3/342.2 = 0.100 \text{ mmol}$ (4) $24.5/98.1 = 0.250 \text{ mol}$

(5) $30 \times 10^3/75.07 = 40 \text{ mol}$

(6) $10.0/180.06 = 0.0555 \text{ mol} = 55.5 \text{ mmol}$

問題2

0.560 mol/kg の NaCl 溶液がある．この溶液の NaCl の濃度を，1) モル分率，2) モル濃度で表しなさい．ただし，この溶液の密度は 1.018 g/cm^3，NaCl および水のモル質量はそれぞれ 58.44 g/mol，18.02 g/mol とする．

解答・解説

1) 1 kg の水の物質量は，$\dfrac{1000 \text{ g}}{18.02 \text{ g mol}^{-1}} = 55.49 \text{ mol}$ である．したがって，NaCl のモル分率は $\dfrac{0.560}{0.560 + 55.49} = \dfrac{0.560}{56.05} = 0.00999 = 9.99 \times 10^{-3}$ である．

2) NaCl 0.560 mol の質量は，58.44 g/mol × 0.560 mol = 32.7 g である．したがって，この溶液は NaCl 32.7 g を水 1 kg に溶かしたものである．この溶液の体積を溶液の密度より求める．

$$\dfrac{1032.7 \text{ g}}{1.018 \text{ g cm}^{-3}} = 1014.5 \text{ cm}^3 = 1.02 \text{ L}$$

したがって，モル濃度は $\dfrac{0.560 \text{ mol}}{1.02 \text{ L}} = 0.549 \text{ mol/L}$ である．

Check Point

(容量)モル濃度：単位体積の溶液中に含まれる溶質の物質量 (mol) として表した濃度. SI 単位系では mol/m³ で表すが,従来からの習慣で mol/dm³ (mol/L) がよく用いられる. 一般には非 SI の mol/L が用いられている. たとえば, 溶液 V mL に分子量 M の溶質が W g 溶解しているときのモル濃度 c は次式で表される.

$$c \text{ (mol/L)} = \frac{W}{M} \cdot \frac{1000}{V}$$

質量モル濃度：溶媒 1 kg 中に含まれる溶質の物質量で, 単位は mol/kg で表す. たとえば, 溶媒 W_A g に分子量 M_B の溶質が W_B g 溶解しているときの質量モル濃度 m は次式で表される.

$$m \text{ (mol/kg)} = \frac{W_B}{M_B} \cdot \frac{1000}{W_A}$$

温度により変化しないので定数などに用いられる.

モル分率：溶液中のある成分のモル数を全成分のモル数の総和で割った値をいう. 溶媒 A と溶質 B からなる溶液において, A と B のモル数をそれぞれ n_A, n_B とすると, 溶媒と溶質のモル分率 x_A, x_B は, それぞれ次式で表される.

$$x_A = \frac{n_A}{n_A + n_B}, \quad x_B = \frac{n_B}{n_A + n_B}$$

モル分率は単位のない無次元の数で, 全成分のモル分率の総和は常に 1 である $(x_A + x_B = 1)$.

質量百分率(質量パーセント濃度)：溶液 100 g 中に溶けている溶質の質量(g)で表す. w/w % または % で記す.

質量対容量百分率：溶液 100 mL 中に溶けている溶質の質量(g)で表す. w/v % で記す. 希薄溶液で比重が 1 と見なせる場合は, この方法で表した値と質量百分率との値が一致する.

容量(体積)百分率：溶液 100 mL 中に溶けている溶質の mL で表す. v/v % で記す.

ppm：微量成分の割合を表すには ppm や ppb が用いられる. ppm (parts per million) は**質量百万分率**といい, 1 ppm は $1/10^6$ を意味する. 例えば, 1 kg 中の 1 ppm は 1 mg に相当する.

ppb：ppb (parts per billion) は**質量十億分率**で, 1 ppb は $1/10^9$ を意味する. 1 kg 中の 1 ppb は 1 μg に相当する.

密度：物質の単位体積当たりの質量を密度 (ρ) といい, g/cm³ または g/mL で表す.

比重：比重(d)とは, ある体積を有する物質の質量とそれと等体積の標準物質の質量との比であり, **相対密度**ともいう. 比重は単位のない**無次元の値**である.

問題3

日本薬局方に従い，次のように希硫酸を調製した．次の各問に答えなさい．「硫酸（96%，比重1.84）5.70 mLを水10 mLに加え，冷後，水を加えて100 mLとする．」この溶液の濃度を，1) 質量対容量百分率（w/v %），2) 質量百分率（w/w %），3) モル濃度（mol/L）で表しなさい．ただし，この溶液の密度は1.03 g/cm^3，硫酸の式量は98.1とする．

解答・解説

1) 96%硫酸5.70 mL中には，$5.70 \times 1.84 \times \dfrac{96}{100} = 10.1$ gのH_2SO_4が含まれる．したがって，質量対容量百分率は$\dfrac{10.1 \text{ g}}{100 \text{ mL}} \times 100 = 10.1$ w/v %となる．

2) この溶液100 mLの質量は100 mL × 1.03 g/cm^3 = 103 g，溶質の質量は10.1 gである．したがって，質量百分率は$\dfrac{10.1 \text{ g}}{103 \text{ g}} \times 100 = 9.80$ w/w %となる．

3) 溶液100 mL中に10.1 gのH_2SO_4が含まれるので，1 L中には101 gのH_2SO_4が含まれる．したがって，モル濃度は$\dfrac{101}{98.1} = 1.03$ mol/Lとなる．

問題4

20℃で，シュウ酸の結晶（$(COOH)_2 \cdot 2H_2O$；126.0）31.5 g を水に溶かして 500 mL にすると，比重が 1.020 の溶液が得られる．この溶液の濃度を次の方法で表しなさい．
(1) 質量百分率　　(2) 容量モル濃度
(3) 質量モル濃度　(4) モル分率

解答・解説

(1) 結晶水を含むから，シュウ酸（$(COOH)_2$：90.0）として計算する．溶液 500 mL の質量は 500×1.020 g であり，その中に $31.5 \times (90.0/126.0) = 22.5$ g のシュウ酸が含まれる．

$$\frac{22.5}{500 \times 1.020} \times 100 = 4.41 \text{ (w/w \%)}$$

(2) 容量モル濃度は溶液 1 L 中に何モル含まれるかを計算すればよい．1 L 中にはシュウ酸が 31.5×2 g 含まれることになるから，

$$\frac{2 \times 31.5 \text{ (g/L)}}{126.0 \text{ (g/mol)}} = 0.500 \text{ mol/L}$$

(3) 質量モル濃度は溶媒 1 kg 中に何モル含まれるかを計算すればよい．溶液 500 mL の質量は $500 \times 1.020 = 510$ g であり，その中にシュウ酸が 22.5 g が含まれるから，溶媒の質量は 487.5 g である．

$$\frac{22.5}{90.0} \times \frac{1000}{487.5} = 0.513 \text{ mol/kg}$$

(4) シュウ酸のモル数は $22.5/90.0 = 0.250$ mol，水のモル数は $487.5/18 = 27.1$ mol であるから，シュウ酸のモル分率は

$$\frac{0.250}{0.250 + 27.1} = 0.0091$$

問題5

50 g の水にアンモニア（NH_3；17.0）を吸収させて，濃度が 16 w/w %，密度が 0.93 g/mL のアンモニア水を得た．次の各問に答えなさい．

(1) 何グラムのアンモニアが吸収されたか．
(2) アンモニア水の体積はいくらか．
(3) アンモニア水の容量モル濃度を求めなさい．

解答・解説

(1) 吸収された量を x g とすると，$\dfrac{x}{50+x} \times 100 = 16$ より，$x = 9.5$ g となる．

(2) $\dfrac{50\ (g) + 9.5\ (g)}{0.93\ (g/mL)} = 64$ mL

(3) $\dfrac{9.5}{17} \times \dfrac{1000}{64} = 8.7$ mol/L

1-9 分析データの表し方

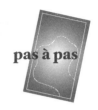

Check Point

n 回測定したデータ $(x_1, x_2, \cdots\cdots x_{n-1}, x_n)$ の結果をどのように表示すればよいか.

* **平均値** (mean) $\quad \bar{x} = \dfrac{\Sigma x_i}{n} = \dfrac{x_1 + x_2 + \cdots\cdots + x_{n-1} + x_n}{n}$

* **不偏分散** (V) $\quad V = \dfrac{\Sigma (x_i - \bar{x})^2}{n - 1}$

* **標準偏差** (standard deviation, SD, σ) $\quad \mathrm{SD} = \sqrt{V} = \sqrt{\dfrac{\Sigma (x_i - \bar{x})^2}{n - 1}}$

  n が多いとき ($n > 10$) $\quad \sigma = \sqrt{\dfrac{\Sigma (x_i - \bar{x})^2}{n}}$

* **相対標準偏差** (relative standard deviation, RSD) 又は**変動係数** (coefficient of variation)

  $\mathrm{RSD} = \dfrac{\mathrm{SD}}{\bar{x}} \times 100$

問題 1

水の硬度を決定するために, 5 回の測定を行い以下のデータを得た. 最終的な測定結果をどのように表せばよいか.

	1 回目	2 回目	3 回目	4 回目	5 回目
測定データ	111.5 ppm	113.2 ppm	114.6 ppm	112.3 ppm	119.5 ppm

1-9 分析データの表し方

解答 平均値 ± 標準偏差（相対標準偏差，n = データ数）
$\bar{x}$ ± SD（RSD, $n = n$）として表す．

解説

$$\bar{x} = \frac{111.5 + 113.2 + 114.6 + 112.3 + 119.5}{5} = 114.2$$

$$\text{SD} = \sqrt{\frac{(111.5 - 114.2)^2 + (113.2 - 114.2)^2 + (114.6 - 114.2)^2 + (112.3 - 114.2)^2 + (119.5 - 114.2)^2}{5 - 1}}$$

$$= \sqrt{\frac{7.29 + 1 + 0.16 + 3.61 + 28.09}{4}} = \sqrt{\frac{40.15}{4}} = \sqrt{10.04}$$

$$= 3.17$$

$$\text{RSD} = \frac{3.17}{114.2} \times 100 = 2.78$$

したがって，114.2 ± 3.17（2.78%, $n = 5$）

問題 2

問題 1 のデータから母平均（無限回繰り返した平均値，真の値）の区間を推定しなさい．

解答

母平均が 95％の確率で存在する区間は，$t = 2.776$ を用いて
$114.2 \pm t \times \dfrac{3.17}{\sqrt{5}} = 114.2 \pm 2.776 \times 1.42 = 114.2 \pm 3.94$，すなわち，110.26〜118.14 の間に 95％の確率で存在することが分かる．また，母平均が 99％の確率で存在する区間は，$t = 4.604$ を用いて $114.2 \pm 4.604 \times 1.42 = 114.2 \pm 6.54$ となる．

解説

データの平均値から母平均（真の値）が存在する区間を t-検定により判断する．すなわち，以下の式に t-分布表の対応する数値 t を代入してその存在区間を計算する．すなわち，母平均が存在する区間を 95％（p = 0.05）あるいは 99％（p = 0.01）の確率で推定することができる．ここで，p は危険率と呼ばれ，p = 0.05，p = 0.01 は，それぞれ存在しない場合の確率が 5％，1％であることを意味する．

$$\bar{x} \pm t \times \frac{\mathrm{SD}}{\sqrt{n}} \quad \text{―――} \quad \text{母平均がある確率で存在する区間}$$

t 分布表

自由度 ($n-1$)	確率		自由度 ($n-1$)	確率	
	0.05	0.01		0.05	0.01
2	4.308	9.925	6	2.447	3.707
3	3.182	5.841	7	2.365	3.449
4	2.776	4.604	8	2.306	3.355
5	2.751	4.032	9	2.262	3.250

問題3

水の硬度を決定するために試料水 50 mL を用い，5 回の測定を行い，以下の A 群のデータを得た．また，試料水 10 mL を用いて 4 回の測定を行い，以下の B 群のデータを得た．これら二つの異なった分析法で得られた A 群，B 群の平均値に有意な差は存在するかどうかを判断しなさい．

	1 回目	2 回目	3 回目	4 回目	5 回目
A 群データ	111.5 ppm	113.2 ppm	114.6 ppm	112.3 ppm	119.5 ppm
B 群データ	121.0 ppm	115.3 ppm	118.6 ppm	119.8 ppm	—

解答・解説

A 群の平均値は 114.2，不偏分散は $V_A = 10.04$（$\sqrt{V} = $ SD より求まる．問題 1 参照）．B 群の不偏分散は以下の計算式より $V_B = 6.02$ である．

$$\bar{x} = \frac{121.0 + 115.3 + 118.6 + 119.8}{4} = 118.7$$

$$\text{SD} = \sqrt{\frac{(121.0-118.7)^2+(115.3-118.7)^2+(118.6-118.7)^2+(119.8-118.7)^2}{4-1}}$$

$$= \sqrt{\frac{5.29 + 11.56 + 0.01 + 1.21}{3}} = \sqrt{\frac{18.07}{3}} = \sqrt{6.02}$$

$$= \sqrt{V_B}$$

ここで，$F_0 = V_A/V_B = 10.04/6.02 = 1.67$ となり，F 分布表より横軸 $4(n-1=4)$，縦軸 $3(n-1=3)$ で交わる F 値の値 9.12 より小さくなる．そこで，両群の不偏分散 V は，

$$V = \frac{10.04 \times 4 + 6.02 \times 3}{4 + 3} = 8.32$$

となる．したがって，

$$t_o = \frac{|\bar{x}_A - \bar{x}_B|}{\sqrt{V\left(\frac{1}{n_A} + \frac{1}{n_B}\right)}} = \frac{|114.2 - 118.7|}{\sqrt{8.32 \times \left(\frac{1}{5} + \frac{1}{4}\right)}} = \frac{4.5}{\sqrt{3.74}} = 2.33$$

が得られる．これはt-分布表の自由度7（$n_A + n_B - 2 = 5 + 4 - 2 = 7$）の値 2.365（p = 0.05）よりも小さいので，A, B両群の平均値に有意な差は認められないことを示している．

Check Point

n_A および n_B の二群のそれぞれの不偏分散を V_A, V_B ($V_A > V_B$) とすると $F_0 = V_A/V_B$

F 分布表（信頼度 95%）

ϕn_A / ϕn_B	2	3	4	5	6	7	8	9	10
2	19.0	19.2	19.2	19.3	19.3	19.4	19.4	19.4	19.4
3	9.55	9.28	9.12	9.01	8.94	8.89	8.85	8.81	8.79
4	6.94	6.59	6.39	6.26	6.16	6.09	6.04	6.00	
5	5.79	5.41	5.19	5.50	4.95	4.88	4.82	4.77	
6	5.14	4.76	4.53	4.39	4.28	4.21	4.15	4.10	
7	4.74	4.35	4.12	3.97	3.87	3.79	3.73		

<u>$F_0 < F$ のとき</u>

両群の共通の不偏分散は，$V = \dfrac{V_A \cdot \phi_A + V_B \cdot \phi_B}{\phi_A + \phi_B}$，となり，

$$t_o = \dfrac{|\overline{x}_A - \overline{x}_B|}{\sqrt{V\left(\dfrac{1}{n_A} + \dfrac{1}{n_B}\right)}}$$ を計算し，

t 分布表の値より小さければ有意差はない．ただし，$\phi_A = n_A - 1$，$\phi_B = - n_B - 1$，自由度は $n_A + n_B - 2$ である．

<u>$F_0 > F$ のとき</u>

$$t_o = \dfrac{|\overline{x}_A - \overline{x}_B|}{\sqrt{\dfrac{V_A}{n_A} + \dfrac{V_B}{n_B}}}$$
ただし，自由度は $\dfrac{\left(\dfrac{V_A}{n_A} + \dfrac{V_B}{n_B}\right)^2}{\dfrac{\left(\dfrac{V_A}{n_A}\right)^2}{n_A + 1} + \dfrac{\left(\dfrac{V_B}{n_B}\right)^2}{n_B + 1}} - 2$

に近い整数である．

問題4

容量分析用 0.1 mol/L 塩酸の標定を行い，以下の5回の測定データを得た．データ中の 1.052 は他のデータよりかけ離れた値である．そこで，これを棄却して4回のデータより平均値を出してよいかどうかを判断しなさい．

	1回目	2回目	3回目	4回目	5回目
データ	0.998	1.012	1.027	1.005	1.052

解答・解説

データを小さい順に並べると 0.998, 1.005, 1.012, 1.027, 1.052 となり，最大値である 1.052 が異常値である可能性がある．そこで，棄却可能かどうかを Dixon 法で検定すると

$$\frac{1.052 - 1.027}{1.052 - 0.998} = 0.463 < 0.642 \quad (\text{Dixon 法の限界値，次頁表参照})$$

となり，このデータは異常値ではないことがわかる．したがって，このデータを含めて平均値を計算する．

Check Point

データを数値の小さい順 ($x_1 < x_2 < x_3 \cdots x_{n-1} < x_n$) に並べて以下の式により計算し，値が限界値より大きければ棄却する．

x_1 が異常値——最小値が異常，x_n が異常値——最大値が異常

Dixon 法検定の値

データ数	最小値が異常の場合	最大値が異常の場合
3-7	$\dfrac{x_2 - x_1}{x_n - x_1}$	$\dfrac{x_n - x_{n-1}}{x_n - x_1}$
8-10	$\dfrac{x_2 - x_1}{x_{n-1} - x_1}$	$\dfrac{x_n - x_{n-1}}{x_n - x_2}$

Dixon 法検定の限界値

データ数	限界値	データ数	限界値
3	0.941	7	0.507
4	0.765	8	0.554
5	0.642	9	0.512
6	0.560	10	0.477

演 習 問 題

[1] 次の値を計算しなさい.
(1) $3^{\frac{5}{4}} \times 3^{\frac{2}{3}} \div 9^{\frac{1}{3}} \times \left(\dfrac{1}{\sqrt{3}}\right)^{\frac{3}{2}}$

(2) $9^{1.5} \times 36^{-0.5} \div 12^2 \times 2^4$

(3) $\left(\dfrac{1}{2}\right)^{\frac{1}{2}} \times \left(\dfrac{1}{2}\right)^{-1.5} \div \left(\dfrac{1}{4}\right)^{0.5} \times \left(\dfrac{1}{8}\right)^{\frac{1}{2}}$

(4) $\left(3^2\right)^3 \div \left(27^{\frac{1}{2}}\right)^6 \times \left(3^{\frac{5}{3}}\right)^3 \div 9^{\frac{3}{2}}$

(5) $6^{1.2} \times 3^{0.5} \div 2^{0.7} \div 3^{\frac{6}{5}}$

(6) $15^2 \div 3^2 \times (\sqrt{5})^{-3} \times \left(\dfrac{1}{5}\right)$

(7) $5^3 \times 2^4 \div \left[\left(\dfrac{1}{3}\right)^2 \times 10^3 \times 3^2\right]$

[2] 次の計算をしなさい.
(1) $a^{-2} \times b^2 \times \left(\dfrac{2}{a}\right)^2 \div b^{-2} \times \left(\dfrac{a}{b}\right)^4 \times 2^{-1}$

(2) $X^2 \times \dfrac{Y^2}{aX^3} \times X^2Y \times \left(\dfrac{a}{Y}\right)^2 \div \left(\dfrac{2}{XY}\right)^{-1}$

(3) $(a^2 - 2ab + b^2) \times (a-b)^{-1} \times (a+b)$

(4) $(X^3 + 3X^2Y + 3XY^2 + Y^3) \div (X^2 + 2XY + Y^2)$

(5) $(ab)^3 \times \left(\dfrac{b}{a}\right)^{-2} \times a^{\frac{1}{2}} \div \left(\dfrac{1}{b}\right)^2 \times \left(\dfrac{1}{\sqrt{a}}\right)^5 \times a^{-2} \times 2b^{-1}$

(6) $(a^2b + a^3) \times \left(\dfrac{b}{a}\right) \div a \times b^{-1}$

(7) $\left[a^2bc \div \left(\dfrac{b}{a}\right)^2 \times \left(\dfrac{1}{c}\right)\right]^2 \times \left(\dfrac{b}{a^2}\right)^4 \times c$

(8) $a^{\frac{4}{3}} \times b^{\frac{1}{2}} \div a^{\frac{1}{2}} \times b^{-\frac{1}{3}} \times \left(\dfrac{a}{b}\right)^{\frac{1}{6}}$

〔3〕 次の数値の常用対数をとりその値を計算しなさい．ただし，log 2 = 0.30, log 3 = 0.48 とする．
(1) 10^5　　(2) 10^{-7}　　(3) 1000　　(4) 0.001　　(5) 9×10^9
(6) 5×10^{-7}　　(7) 1.8×10^5　　(8) 2.5×10^{-9}

〔4〕 log と ln の関係を用いて次の計算をしなさい．
(1) $\ln 10^2$　　(2) $\ln 10^5$　　(3) $\ln 10^{-6}$　　(4) $\ln 0.001$

〔5〕 次の計算をしなさい．ただし，log 2 = 0.30, log 3 = 0.48 とする．
(1) $\log 40 + \log 50 + \log 27 =$
(2) $\ln 40 + \ln 50 + \ln 27 =$
(3) $\log 30 - \log 3 + \log 25 =$
(4) $\ln 30 - \ln 3 + \ln 25 =$
(5) $\log 18 - \log 6 + \log 12 - \log 4 =$
(6) $\log 3^5 - \log 12^2 + \log 6^{-1/3} =$
(7) $\ln 3^5 - \ln 12^2 + \ln 6^{-1/3} =$
(8) $3.22 = \log x$　（x を求める）
(9) $4 - \log 10^3 + \log 5 = \log x$　（x を求める）

〔6〕 定義にしたがって次の関数を微分しなさい．
(1) $y = -3x^2 - 5$　　(2) $y = 2x^3 + 2x$
(3) $y = x^4 - 4x + 5$　　(4) $y = \dfrac{1}{3}x^6 - \dfrac{1}{2}x^4$
(5) $y = \dfrac{1}{x}$　　(6) $y = \dfrac{1}{x+1}$
(7) $y = \sqrt{x}$　　(8) $y = (x+1)(3x^2 - x + 1)$

(9) $y = (x^2 - 2x)(2x^3 + x)$

[7] 次の関数を微分しなさい．
(1) $f(x) = 4x - 3$
(2) $f(x) = 2x^2 + 3x + 3$
(3) $f(x) = -\dfrac{1}{3x - 2}$
(4) $f(x) = (2x - 1)^3$
(5) $f(x) = \dfrac{2}{1 + 2x + 4x^2}$
(6) $y = \sqrt{x - 1}$
(7) $y = \sqrt[3]{x^2}$
(8) $y = (x^2 - 2x)(3x - 5)$
(9) $f(x) = 5 \log x$
(10) $y = 3\,\mathrm{e}^x$
(11) $C = -kt + C_0$　ただし，C_0 は定数$\left(\dfrac{\mathrm{d}C}{\mathrm{d}t}$を求める$\right)$
(12) $\ln C = -kt + \ln C_0$　ただし，C_0 は定数$\left(\dfrac{\mathrm{d}C}{\mathrm{d}t}$を求める$\right)$
(13) $\dfrac{1}{C} - \dfrac{1}{C_0} = kt$　ただし，C_0 は定数$\left(\dfrac{\mathrm{d}C}{\mathrm{d}t}$を求める$\right)$

[8] 次の関数の不定積分を求めなさい．
(1) $\displaystyle\int (x^2 + 3x - 4)\,\mathrm{d}x$
(2) $\displaystyle\int \dfrac{x^3 - x^2 + 2x - 1}{x^2}\,\mathrm{d}x$
(3) $\displaystyle\int (x + 4)(2x - 3)\,\mathrm{d}x$
(4) $\displaystyle\int \left(\dfrac{\sqrt[6]{x^5} - 3\sqrt[3]{x} + \sqrt{x}}{\sqrt[3]{x^5}}\right)\mathrm{d}x$
(5) $\displaystyle\int (x + 2)(x^2 - 3x)\,\mathrm{d}x - \int (x + 1)(x + 2)(x + 3)\,\mathrm{d}x$

[9] 次の関数の定積分を求めなさい
(1) $\displaystyle\int_0^4 (40 - 10t)\,\mathrm{d}t$
(2) $\displaystyle\int_{-1}^0 (C - 1)^2\,\mathrm{d}C - \int_1^0 (1 - C)^2\,\mathrm{d}C$
(3) $-\displaystyle\int_{C_0}^C \dfrac{1}{C}\,\mathrm{d}C = \int_0^t k\,\mathrm{d}t$
(4) $-\displaystyle\int_{C_0}^C \mathrm{d}C = \int_0^t k\,\mathrm{d}t$

(5) $-\int_{C_0}^{C} \frac{1}{C^2} dC = \int_0^t k dt$

[10] 0.10 mol/Lのフタル酸水素カリウム水溶液を500 mL作るには，フタル酸水素カリウム（$C_6H_4COOHCOOK$；204.2）が何グラム必要か．

[11] 12.0 gの尿素（NH_2CONH_2；60.0）を水400 gに溶かした．この溶液の質量モル濃度はいくらになるか．

[12] 0.20 mol/Lリン酸水素二カリウム水溶液100 mL中には，リン酸水素二カリウム（K_2HPO_4；174.2）が何グラム含まれているか．

[13] 0.200 mol/LのKCl溶液250 mLと0.100 mol/LのK_2SO_4溶液250 mLを混合した溶液のK$^+$濃度（g/L）はいくらになるか．ただし，K = 39.1，Cl = 35.45，SO_4^{2-} = 96.06とする．

[14] 36 w/w%の塩酸（HCl；36.47）の密度は1.18 g/cm^{3}である．次の各問に答えなさい．
 (1) この溶液1 cm^{3}の質量はいくらか．
 (2) この溶液1 gの体積はいくらか．
 (3) この塩酸の容量モル濃度はいくらか．
 (4) この塩酸を用いて0.1 mol/Lの希塩酸200 mLを作るには，この塩酸が何mL必要か．

[15] 0.20 mol/L硫酸1000 mLを調製するのに必要な96 w/w%硫酸（H_2SO_4；98.08）の量（mL）を求めなさい．ただし，96 w/w%硫酸の密度は1.84 g/cm^{3}とする．

[16] メトクロプラミド塩酸塩（$C_{14}H_{22}ClN_3O_2 \cdot 2HCl \cdot H_2O$：MW 390.74）を 0.1 w/v ％含有するシロップ剤 20 mL 中のメトクロプラミド（$C_{14}H_{22}ClN_3O_2$：MW 299.80）の量を計算しなさい．

[17] 次のリン酸緩衝液を 500 mL 調製するには，それぞれの試薬を何 g 秤量すればよいか計算しなさい．

試薬	モル質量	濃度
(a) NaCl	58.44 g・mol^{-1}	137 mmol L^{-1}
(b) Na$_2$HPO$_4$・12H$_2$O	358.14 g・mol^{-1}	8.10 mmol L^{-1}
(c) KCl	74.55 g・mol^{-1}	2.68 mmol L^{-1}
(d) KH$_2$PO$_4$	136.09 g・mol^{-1}	1.47 mmol L^{-1}

演習問題・解答

[1]
(1) $\sqrt{3}$ (2) $1/2$ (3) $\sqrt{2}$ (4) $1/3$ (5) $\sqrt{6}$
(6) $1/\sqrt{5}$ (7) 2

[2]
(1) 2 (2) $2a$ (3) $a^2 - b^2$ (4) $X + Y$ (5) $2ab^2$
(6) $a + b$ (7) $b^2 c$ (8) a

[3]
(1) 5 (2) -7 (3) 3 (4) -3 (5) 9.96
(6) -6.3 (7) 5.26 (8) -8.6

[4]
(1) 4.606 (2) 11.52 (3) -13.82 (4) -6.91

[5]
(1) 4.74 (2) 10.92 (3) 2.4 (4) 5.53 (5) 0.96
(6) -0.02 (7) -0.046 (8) 1660 (9) 50

[6]
(1) $-6x$ (2) $6x^2 + 2$ (3) $4x^3 - 4$ (4) $2x^5 - 2x^3$
(5) $-\dfrac{1}{x^2}$ (6) $-\dfrac{1}{(x+1)^2}$ (7) $\dfrac{1}{2\sqrt{x}}$ (8) $9x^2 + 4x$
(9) $10x^4 - 16x^3 + 3x^2 - 4x$

[7]
(1) $f'(x) = 4$ (2) $f'(x) = 4x + 3$
(3) $f'(x) = \dfrac{3}{(3x-2)^2}$ (4) $f'(x) = 24x^2 - 24x + 6$
(5) $f'(x) = \dfrac{-4 - 16x}{(1 + 2x + 4x^2)^2}$ (6) $y' = \dfrac{1}{2\sqrt{x-1}}$
(7) $y' = (\sqrt[3]{x^2})' = \dfrac{2}{3\sqrt[3]{x}}$

(8) $y' = (2x - 2)(3x - 5) + (x^2 - 2x) \times 3 = 9x^2 - 22x + 10$

(9) $f'(x) = 5 \times (\log x)' = 5 \times \dfrac{1}{2.303} \times \dfrac{1}{x} = \dfrac{2.171}{x}$

(10) $\dfrac{dy}{dx} = 3 \times \dfrac{d}{dx} e^x = 3 e^x$

(11) $\dfrac{d}{dC}(C - C_0) = 1$, $\dfrac{d}{dt}(-kt) = -k \dfrac{d}{dt} t = -k$

$\therefore \dfrac{dC}{dt} = \dfrac{d}{dt} \Big/ \dfrac{d}{dC} = -k$

(12) $\dfrac{d}{dC}(\ln C - \ln C_0) = \dfrac{1}{C}$, $\dfrac{d}{dt}(-kt) = -k \dfrac{d}{dt} t = -k$

$\therefore \dfrac{dC}{dt} = \dfrac{d}{dt} \Big/ \dfrac{d}{dC} = -kC$

(13) $\dfrac{d}{dC}\left(\dfrac{1}{C} - \dfrac{1}{C_0}\right) = -C^{-2}$, $\dfrac{d}{dt}(kt) = k$

$\therefore \dfrac{dC}{dt} = \dfrac{d}{dt} \Big/ \dfrac{d}{dC} = -kC^2$

[**8**]

(1) $\dfrac{x^3}{3} + \dfrac{3x^2}{2} - 4x + C$ (2) $\dfrac{x^2}{2} - x + 2\ln x + \dfrac{1}{x} + C$

(3) $\dfrac{2x^3}{3} + \dfrac{5x^2}{2} - 12x + C$ (4) $\dfrac{6\sqrt[6]{x^7}}{7} - \dfrac{9\sqrt[3]{x^2}}{2} + \dfrac{6\sqrt[6]{x^5}}{5} + C$

(5) $-\dfrac{7}{3}x^3 - \dfrac{17}{2}x^2 - 6x + C$

[**9**]

(1) 80   (2) 35/3

(3) $\ln C = -kt + \ln C_0$ または $\log C = -\dfrac{k}{2.303} t + \log C_0$

(4) $C = -kt + C_0$ (5) $\dfrac{1}{C} = kt + \dfrac{1}{C_0}$

1-9 分析データの表し方

〔10〕

$$0.10 \times 204.2 \times \frac{500}{1000} = 10.2 \text{ g}$$

〔11〕

$$\frac{12.0}{60.0} \times \frac{1000}{400} = 0.50 \text{ mol/kg}$$

〔12〕

$$0.20 \times 174.2 \times \frac{100}{1000} = 3.5 \text{ g}$$

〔13〕

まず,物質量(モル数)で計算し,次に濃度へと換算する.
KCl 溶液中の K^+ 量:0.200(mol/L)$\times 0.25$(L)$= 0.050$ mol
K_2SO_4 溶液中の K^+ 量:0.100(mol/L)$\times 0.25$(L)$\times 2 = 0.050$ mol
すなわち,0.100 mol の K^+ が $0.25 + 0.25 = 0.50$ L 中に存在するから,

$$\frac{0.100 \text{ (mol)} \times 39.1 \text{ (g/mol)}}{0.50 \text{ (L)}} = 7.8 \text{ g/L}$$

〔14〕

(1) 1.18 (g/cm^3) $\times 1$ (cm^3) $= 1.18$ g

(2) $\dfrac{1 \text{ (g)}}{1.18 \text{ (g/mol)}} = 0.847$ cm^3

(3) この溶液 1 L 中に含まれる HCl 量は,1.18(g/mL)$\times 1000$(mL)$\times \dfrac{36}{100} = 424.8$ g であり,

モル数は,$\dfrac{424.8 \text{ (g)}}{36.47 \text{ (g/mol)}} = 11.7$ mol

となり,これが 1 L 中に含まれるから 11.7 mol/L となる.

(4) 0.1 mol/L の塩酸 200 mL 中の HCl 量は,0.1×36.47 g/1000 mL $= x$ g/200 mL であるから,

$$x = 0.1 \times 36.47 \times \frac{200}{1000} = 0.73 \text{ g}$$

となり,36 w/w % の塩酸を用いると

$$1.18 \times y \text{ (mL)} \times \frac{36}{100} \text{ (g)} = 0.73 \text{ (g)}$$

$$y = \frac{0.73 \times 100}{1.18 \times 36} = 1.7 \text{ mL}$$

が必要となる.

[15] 求める硫酸の量を V mL とすると,

$$V \text{ (mL)} \times 1.84 \text{ (g/cm}^3) \times \frac{96}{100} = 0.20 \text{ (mol)} \times 98.08 \text{ (g/mol)}$$

$$V \text{ (mL)} = \frac{0.20 \text{ (mol)} \times 98.08 \text{ (g/mol)} \times 100}{1.84 \text{ (g/cm}^3) \times 96} = 11$$

[16]

$$\frac{299.80}{390.74} \times \frac{0.1 \text{ (g)}}{100 \text{ (mL)}} \times 20 \text{ (mL)} = 0.0153 \text{ g} = 15 \text{ mg}$$

[17]

(a) 4.00 g (b) 1.45 g (c) 0.100 g (d) 0.100 g

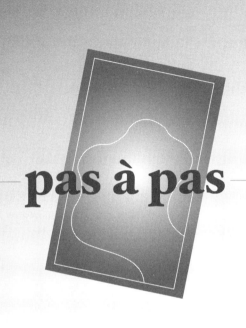

第 2 章

化学平衡

2-1 化学平衡と質量作用の法則

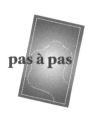
pas à pas

一般式が,

$$aA + bB \rightleftarrows pP + qQ$$

で示される可逆反応において,十分に時間が経過すると正反応と逆反応の反応速度が等しくなり,みかけ上,反応が停止しているように見える.この状態を**化学平衡**という.平衡状態にあるときの各物質の濃度を[A],[B],[P],[Q]で表すと,次式で示される**平衡定数**Kの値は,温度が一定ならば一定の値となる.これを**質量作用の法則**という.

$$K = \frac{[P]^p[Q]^q}{[A]^a[B]^b}$$

質量作用の法則では,反応の前後における質量は変化せず(質量収支),溶液中の陽イオンと陰イオンの総量も等しい(電荷収支).

問題 1

酸性条件下,0.6 mol の酢酸と 0.6 mol のエタノールを一定温度で反応させ,平衡状態に達したとき,何 mol の酢酸エチルが生成するか.ただし,この反応の平衡定数を 4 とする.

解答 0.4 mol

解説

溶液の体積を V L,平衡時の酢酸エチルの生成量を x mol とする.

$$\begin{array}{cccc}
\text{CH}_3\text{COOH} + \text{C}_2\text{H}_5\text{OH} \rightleftarrows \text{CH}_3\text{COOC}_2\text{H}_5 + \text{H}_2\text{O}
\end{array}$$

	CH$_3$COOH	C$_2$H$_5$OH	CH$_3$COOC$_2$H$_5$	H$_2$O
初め	0.6 mol	0.6 mol	0 mol	0 mol
平衡時	$(0.6-x)$ mol	$(0.6-x)$ mol	x mol	x mol

$$K = \frac{[\text{CH}_3\text{COOC}_2\text{H}_5][\text{H}_2\text{O}]}{[\text{CH}_3\text{COOH}][\text{C}_2\text{H}_5\text{OH}]} = \frac{(x/V)^2}{[(0.6-x)/V]^2} = 4$$

であるから

$$\frac{x}{0.6-x} = 2, \quad \text{したがって } x = 0.4 \text{ mol}$$

問題2

酢酸 3 mol とエタノール 3 mol を反応させたときの化学平衡の状態について,以下の問に答えなさい.ただし,化学平衡の反応式は以下の通りであり,反応混合物の体積はV L とする.また,原子量は H = 1, C = 12, O = 16 とする.

$$CH_3COOH + C_2H_5OH \rightleftarrows CH_3COOC_2H_5 + H_2O$$

(1) 反応後,酢酸の量は 1 mol に減少していた.生成した水の量と酢酸エチルの量はそれぞれ何グラムになるか計算しなさい.

(2) 残ったエタノール(C_2H_5OH)のモル濃度(mol/L)はどのように表されるか.

(3) 上記反応の平衡定数 K を求めなさい.

(4) 酢酸 1 mol とエタノール 3 mol を反応させたとき,何モルの酢酸エチルが生成するか.ただし,反応混合物の体積は V L とし,平衡定数 K は上記(3)の値とする.

(5) 平衡定数 K が 10 の場合,酢酸 1 mol とエタノール 3 mol を反応させたとき,残存する酢酸の量(mol)はいくらになるか.

解答 (1) 水 36 g,酢酸エチル 176 g (2) $1/V$ mol/L (3) 4
(4) $x = 0.9$ mol/L (5) 0.04 mol

解説

(1) 化学平衡式より,酢酸 1 mol から水(H_2O:分子量 18)1 mol と酢酸エチル($CH_3COOC_2H_5$:分子量 88)1 mol が生じる.ここでは,酢酸 2 mol が生成物に変化しているので 2 mol の水と酢酸エチルが生成する.したがって,18(g/mol) × 2(mol) = 36 g の水と,88(g/mol)

× 2(mol) = 176 g の酢酸エチルが生成する.
(2) モル濃度で表すためには，物質量（mol）を容量（L）で割ればよい．エタノールは 3 mol のうち 2 mol が反応したことになるので 1 mol が残っている．化学平衡と各化合物量（mol）の関係は以下のようになる．

$$CH_3COOH + C_2H_5OH \rightleftarrows CH_3COOC_2H_5 + H_2O$$
(3 − 2)mol　(3 − 2)mol　　　2 mol　　　2 mol

すなわち，1 mol のエタノールが V L 中に存在していることになるので，

$$\frac{1\ (mol)}{V\ (L)} = \frac{1}{V}\ mol/L$$

となる．

(3) 化学反応の平衡定数 K は以下の式で与えられる．ただし，[　] はモル濃度（mol/L）を表す．

$$K = \frac{[CH_3COOC_2H_5][H_2O]}{[CH_3COOH][C_2H_5OH]} \tag{1}$$

(2)より，$[CH_3COOH] = \frac{1}{V}$, $[C_2H_5OH] = \frac{1}{V}$, $[CH_3COOC_2H_5] = \frac{2}{V}$, $[H_2O] = \frac{2}{V}$ となるから，これを式 (1) に代入すると，

$$K = \frac{\frac{2}{V} \times \frac{2}{V}}{\frac{1}{V} \times \frac{1}{V}} = 4\ となる．$$

(4) 生成する酢酸エチルのモル数を x mol とすると，

$$[CH_3COOC_2H_5] = [H_2O] = \frac{x}{V}\ (mol/L)$$

$$[CH_3COOH] = \frac{1-x}{V}\ (mol/L),\ [C_2H_5OH] = \frac{3-x}{V}\ (mol/L)$$

これを式 (1) に代入すると

$$K = \frac{\dfrac{x}{V} \times \dfrac{x}{V}}{\dfrac{1-x}{V} \times \dfrac{3-x}{V}} = \frac{x^2}{(1-x)(3-x)} = \frac{x^2}{x^2 - 4x + 3} = 4$$

となる.したがって,

$$3x^2 - 16x + 12 = 0$$

$$x = \frac{16 \pm \sqrt{16^2 - 4 \times 3 \times 12}}{2 \times 3} = \frac{16 \pm \sqrt{112}}{6} = \frac{16 \pm 10.6}{6}$$

$$= 4.43 \text{ or } 0.90$$

となり,題意より $x = 0.9$ mol/L となる.

(5) (4)と同様に,生成する酢酸エチルの量を x mol として式 (1) に代入すると

$$K = \frac{\dfrac{x}{V} \times \dfrac{x}{V}}{\dfrac{1-x}{V} \times \dfrac{3-x}{V}} = \frac{x^2}{(1-x)(3-x)} = \frac{x^2}{x^2 - 4x + 3}$$

$$= 10$$

$$9x^2 - 40x + 30 = 0$$

となる.したがって,

$$x = \frac{40 \pm \sqrt{40^2 - 4 \times 9 \times 30}}{2 \times 9} = \frac{40 \pm \sqrt{520}}{18} = \frac{40 \pm 22.8}{18}$$

$$= 3.5 \text{ or } 0.96$$

となり,題意より $x = 0.96$ mol となる.よって,残存する酢酸の量は,$1 - 0.96 = 0.04$ mol である.

2-2 化学平衡と化学ポテンシャル

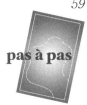

一般式が,
$$aA + bB \rightleftarrows pP + qQ \tag{1}$$
で示される反応の平衡が成り立っているとき,この反応の**反応ギブズエネルギー** $\Delta_r G$ は次式で示される.
$$\Delta_r G = p\mu_P + q\mu_Q - a\mu_A - b\mu_B \tag{2}$$
ここで,μ は系に含まれる各成分 1 mol 当たりのギブズエネルギーで**化学ポテンシャル**とよぶ.化学ポテンシャルは物質の組成により変化するので,**標準状態**(1 気圧,活量が 1)での化学ポテンシャル(μ°)を基準にして
$$\mu = \mu^\circ + RT \ln c \tag{3}$$
で表される.c はモル濃度,R は気体定数,T は絶対温度である.**標準化学ポテンシャル** μ° は単位濃度当たりの化学ポテンシャルに相当する.ここでは便宜のため,**モル濃度 c** を用いたが,実在溶液では**活量 a** を用いるべきである.モル濃度と活量とは**活量係数 γ** を通して,$a = \gamma c$ の関係で結ばれる.

式 (1) で示される反応が平衡状態に達したとき,ギブズエネルギー変化はゼロであるから,**左辺の化学ポテンシャルの総和と右辺の化学ポテンシャルの総和は等しくなる**.したがって
$$a\mu_A + b\mu_B = p\mu_P + q\mu_Q \tag{4}$$
となる.これに式 (3) を代入すると
$$a(\mu_A^\circ + RT \ln c_A) + b(\mu_B^\circ + RT \ln c_B) = p(\mu_P^\circ + RT \ln c_P)$$
$$+ q(\mu_Q^\circ + RT \ln c_Q)$$

$$a\mu_A° + b\mu_B° - p\mu_P° - q\mu_Q° = RT(p \ln c_P + q \ln c_Q - a \ln c_A - b \ln c_B)$$
$$-\Delta_r G° = RT \ln \frac{(c_P)^p (c_Q)^q}{(c_A)^a (c_B)^b} = RT \ln K$$
$$\Delta_r G° = -RT \ln K \tag{5}$$

の関係が得られる.ここで,$\Delta_r G$ は**標準反応ギブズエネルギー**,K は**平衡定数**である.したがって,標準反応ギブズエネルギー変化から反応の平衡定数を求めることができる.

$$\ln K = -\frac{\Delta_r G}{RT} \qquad \therefore K = e^{-\frac{\Delta G°}{RT}}$$
$$\log K = -\frac{\Delta_r G}{RT} \times \frac{1}{2.303} \qquad \therefore K = 10^{-\frac{\Delta G°}{2.303RT}}$$

問題 1

次の電離平衡に関する各問に答えなさい.ただし,気体定数 R は $8.314\,\mathrm{J\,K^{-1}\,mol^{-1}}$,$\Delta_f G°$ は標準生成ギブズエネルギーである.

(1) 25℃における AgCl の電離定数(平衡定数)を求めなさい.ただし,$\Delta_f G°_{\mathrm{AgCl(s)}} = -109.7\,\mathrm{kJ\,mol^{-1}}$,$\Delta_f G°_{\mathrm{Ag^+(aq)}} = 77.1\,\mathrm{kJ\,mol^{-1}}$,$\Delta_f G°_{\mathrm{Cl^-(aq)}} = -131.2\,\mathrm{kJ\,mol^{-1}}$ とする.

(2) 25℃における酢酸の電離定数を求めなさい.ただし,$\Delta_f G°_{\mathrm{CH_3COOH(aq)}} = -396.6\,\mathrm{kJ\,mol^{-1}}$,$\Delta_f G°_{\mathrm{CH_3COO^-(aq)}} = -369.4\,\mathrm{kJ\,mol^{-1}}$,$\Delta_f G°_{\mathrm{H^+(aq)}} = 0\,\mathrm{kJ\,mol^{-1}}$ とする.

(3) 25℃におけるアンモニアの電離定数を求めなさい.ただし,$\Delta_f G°_{\mathrm{NH_3(aq)}} = -263.8\,\mathrm{kJ\,mol^{-1}}$,$\Delta_f G°_{\mathrm{NH_4^+(aq)}} = -79.4\,\mathrm{kJ\,mol^{-1}}$,$\Delta_f G°_{\mathrm{OH^-(aq)}} = -157.3\,\mathrm{kJ\,mol^{-1}}$ とする.

解答・解説

(1) $AgCl \rightleftarrows Ag^+ + Cl^-$

$\Delta_r G° = 77.1 + (-131.2) - (-109.7) = 55.6 \text{ kJ mol}^{-1}$

$\ln K = -\dfrac{\Delta_r G°}{RT} = \dfrac{-55600 \text{ (J mol}^{-1})}{8.314 \text{ (J K}^{-1} \text{mol}^{-1}) \times 298 \text{ (K)}} = -22.44$

$K = e^{-22.44} = e^{0.59} \times e^{-23.03} = 1.8 \times 10^{-10}$

$\log K = \dfrac{\ln K}{2.303} = -\dfrac{22.44}{2.303} = -9.74$

$K = 10^{0.26} \times 10^{-10} = 1.8 \times 10^{-10}$ （※ $\log 1.82 = 0.26$）

(2) $CH_3COOH + H_2O \rightleftarrows CH_3COO^- + H_3O^+$

$\Delta_r G° = 0 + (-369.4) - (-396.6) = 27.2 \text{ kJ mol}^{-1}$

$\ln K = -\dfrac{\Delta_r G}{RT} = \dfrac{-27200 \text{ (J mol}^{-1})}{8.314 \text{ (J K}^{-1} \text{mol}^{-1}) \times 298 \text{ (K)}} = -10.98$

$K = e^{-10.98} = 1.7 \times 10^{-5}$

$\log K = \dfrac{\ln K}{2.303} = -\dfrac{10.98}{2.303} = -4.77$

$K = 10^{0.23} \times 10^{-5} = 1.7 \times 10^{-5}$ （※ $\log 1.7 = 0.23$）

(3) $NH_3 + H_2O \rightleftarrows OH^- + NH_4^+$

$\Delta_r G° = -79.4 + (-157.3) - (-263.8) = 27.1 \text{ kJ mol}^{-1}$

$\ln K = -\dfrac{\Delta_r G}{RT} = -\dfrac{27100 \text{ (J mol}^{-1})}{8.314 \text{ (J K}^{-1} \text{mol}^{-1}) \times 298 \text{ (K)}}$

$\quad = -10.94$

$K = e^{-10.94} = 1.8 \times 10^{-5}$

$\log K = \dfrac{\ln K}{2.303} = -\dfrac{10.94}{2.303} = -4.75$

$K = 10^{0.25} \times 10^{-5} = 1.8 \times 10^{-5}$ （※ $\log 1.78 = 0.25$）

問題2

次の各溶液の活量（実効濃度）を求めなさい.
(1) 0.50 mol/L KOH （$\gamma = 0.68$）
(2) 0.01 mol/L HCl （$\gamma = 0.90$）
(3) 0.005 mol/L KOH （$\gamma = 0.93$）

解答 (1) $a = 0.50 \times 0.68 = 0.34$ mol/L
(2) $a = 0.01 \times 0.90 = 0.009$ mol/L
(3) $a = 0.005 \times 0.93 = 0.00465$ mol/L
$= 4.65 \times 10^{-3}$ mol/L

解説

たとえば，pH 0 の塩酸水溶液を調製するには，計算上は pH = $-\log$ [H_3O^+] = 0 であるから，[H_3O^+] = 1 mol/L であり，すなわち，1 mol/L HCl 水溶液の pH が 0 となる．しかしながら，実際には 1.18 mol/L HCl 溶液の pH が 0 に相当する．これは，イオン濃度が高くなるとイオン間の静電的相互作用が大となり，イオンの活動が抑えられるので有効な [H_3O^+] が実際の濃度より小さくなるためである．この有効な濃度（実効濃度）を**活量**（a）と呼ぶ．活量 a と実際の濃度 c との比を**活量係数** γ といい，その関係は $a = c \times \gamma$ で表される．1.18 mol/L HCl の活量係数 γ は 0.85 だから，活量 a は $a = 1.18 \times 0.85 = 1.00$ mol/L となる．希薄溶液ほど γ は 1 に近づく．

問題 3

次の各溶液のイオン強度を計算しなさい.
(1) 0.02 mol/L NaCl   (2) 0.02 mol/L $ZnCl_2$
(3) 0.05 mol/L Na_2SO_4 (4) 0.02 mol/L $CuSO_4$
(5) 0.10 mol/L $FeCl_3$ (6) 0.01 mol/L K_2HPO_4

解答 (1) 0.02 mol/L (2) 0.06 mol/L (3) 0.15 mol/L
(4) 0.08 mol/L (5) 0.60 mol/L (6) 0.03 mol/L

解説

溶液の**イオン強度**(I)は,活量係数γや解離定数などに大きな影響を及ぼす.イオン強度は溶液中のすべてのイオン種についてそれぞれのイオンのモル濃度Cと電荷Zの2乗の積を加え合せたものの1/2であると定義されている.

$$I = \frac{1}{2}\sum_{i=1}^{n} C_i Z_i^2$$

ここで,C_iはイオン種iのモル濃度,Z_iはその電荷である.また,$\sum$はすべての成分について**和**をとることを意味する.イオン強度Iと活量係数γの間には次式の関係が成り立つ.

$$\log \gamma_i = -\frac{0.51 \cdot Z_i^2 \cdot \sqrt{I}}{1+\sqrt{I}}$$

(1) $I = 1/2(0.02 \times 1^2 + 0.02 \times 1^2) = 0.02$ mol/L
(2) $I = 1/2(0.02 \times 2^2 + 2 \times 0.02 \times 1^2) = 0.06$ mol/L
(3) $I = 1/2(2 \times 0.05 \times 1^2 + 0.05 \times 2^2) = 0.15$ mol/L
(4) $I = 1/2(0.02 \times 2^2 + 0.02 \times 2^2) = 0.08$ mol/L
(5) $I = 1/2(0.10 \times 3^2 + 3 \times 0.10 \times 1^2) = 0.60$ mol/L
(6) $I = 1/2(2 \times 0.01 \times 1^2 + 0.01 \times 2^2) = 0.03$ mol/L

Check Point

イオン強度 I は，イオンが周囲のイオンから受ける静電相互作用の強さを表すもので，次のように求められる．電解質濃度を C mol/L とする．

1. 1価と1価のイオンからなる電解質の場合： $I = C$
2. 1価と2価のイオンからなる電解質の場合： $I = 3C$
3. 2価と2価のイオンからなる電解質の場合： $I = 4C$
4. 3価と1価のイオンからなる電解質の場合： $I = 6C$

演習問題

〔1〕 次の各問に答えなさい.
(1) 25℃におけるギ酸の電離定数を求めなさい. ただし, $\Delta_f G^\circ_{HCOOH(aq)} = -356.1 \text{ kJ mol}^{-1}$, $\Delta_f G^\circ_{HCOO^-(aq)} = -334.8 \text{ kJ mol}^{-1}$, $\Delta_f G^\circ_{H^+(aq)} = 0 \text{ kJ mol}^{-1}$ とする.
(2) 25℃における塩酸の電離定数を求めなさい. ただし, $\Delta_f G^\circ_{HCl(g)} = -95.30 \text{ kJ mol}^{-1}$, $\Delta_f G^\circ_{Cl^-(aq)} = -131.26 \text{ kJ mol}^{-1}$, $\Delta_f G^\circ_{H^+(aq)} = 0 \text{ kJ mol}^{-1}$ とする.
(3) 25℃における臭化水素の電離定数を求めなさい. ただし, $\Delta_f G^\circ_{HBr(g)} = -53.43 \text{ kJ mol}^{-1}$, $\Delta_f G^\circ_{Br^-(aq)} = -104.0 \text{ kJ mol}^{-1}$, $\Delta_f G^\circ_{H^+(aq)} = 0 \text{ kJ mol}^{-1}$ とする.
(4) 25℃におけるAgBrの電離定数を求めなさい. ただし, $\Delta_f G^\circ_{AgBr(s)} = -95.94 \text{ kJ mol}^{-1}$, $\Delta_f G^\circ_{Ag^+(aq)} = 77.12 \text{ kJ mol}^{-1}$, $\Delta_f G^\circ_{Br^-(aq)} = -104.0 \text{ kJ mol}^{-1}$ とする.

〔2〕 0.01 mol/L NaCl 水溶液の平均活量係数を求めなさい. ただし, 平均活量係数 ($\gamma_\pm$) とイオン強度 (I) との間には次式の関係が成立する.

$$\log \gamma_\pm = -0.51 |Z_+ \cdot Z_-| \sqrt{I}$$

ここで, Z_+, Z_- は陽イオンと陰イオンの電荷である.

演習問題・解答

[1] (1) 1.86×10^{-4} (2) 2.00×10^6 (3) 7.25×10^8
(4) 7.94×10^{-13}

(1) $HCOOH + H_2O \rightleftarrows HCOO^- + H_3O^+$

$\Delta_f G° = 0 + (-334.8) - (-356.1) = 21.3 \text{ kJ mol}^{-1}$

$\ln K = -\dfrac{\Delta_f G°}{RT} = \dfrac{-21300 \ (\text{J mol}^{-1})}{8.314 \ (\text{J K}^{-1} \text{mol}^{-1}) \times 298 \ (\text{K})} = -8.60$

$\log K = \dfrac{\ln K}{2.303} = -\dfrac{8.60}{2.303} = -3.73$

$K = 10^{0.27} \times 10^{-4} = 1.86 \times 10^{-4}$ (※ $\log 1.86 = 0.27$)

(2) $HCl + H_2O \rightleftarrows Cl^- + H_3O^+$

$\Delta_f G° = 0 + (-131.26) - (-95.30) = -35.96 \text{ kJ mol}^{-1}$

$\ln K = -\dfrac{\Delta_f G°}{RT} = \dfrac{35960 \ (\text{J mol}^{-1})}{8.314 \ (\text{J K}^{-1} \text{mol}^{-1}) \times 298 \ (\text{K})} = 14.5$

$\log K = \dfrac{\ln K}{2.303} = \dfrac{14.5}{2.303} = 6.30$

$K = 10^{0.30} \times 10^6 = 2.00 \times 10^6$ (※ $\log 2 = 0.30$)

(3) $HBr + H_2O \rightleftarrows Br^- + H_3O^+$

$\Delta_f G° = 0 + (-104.0) - (-53.43) = -50.57 \text{ kJ mol}^{-1}$

$\ln K = -\dfrac{\Delta_f G°}{RT} = \dfrac{50570 \ (\text{J mol}^{-1})}{8.314 \ (\text{J K}^{-1} \text{mol}^{-1}) \times 298 \ (\text{K})} = 20.4$

$\log K = \dfrac{\ln K}{2.303} = \dfrac{20.4}{2.303} = 8.86$

$K = 10^{0.86} \times 10^8 = 7.25 \times 10^8$ (※ $\log 7.25 = 0.86$)

(4) $AgBr \rightleftarrows Ag^+ + Br^-$

$K = \dfrac{[Ag^+][Br^-]}{[AgBr]} = [Ag^+][Br^-]$ (AgBr は固体であるから濃度変化しないので, $[AgBr] = 1$ である)

2-2 化学平衡と化学ポテンシャル

$\Delta_f G° = 77.12 + (-104.0) - (-95.94) = 69.06 \text{ kJ mol}^{-1}$

$\ln K = -\dfrac{\Delta_f G°}{RT} = \dfrac{-69060 \text{ (J mol}^{-1})}{8.314 \text{ (J K}^{-1}\text{mol}^{-1}) \times 298 \text{ (K)}}$

$\qquad = -27.9$

$\log K = \dfrac{\ln K}{2.303} = \dfrac{-27.9}{2.303} = -12.1$

$K = 10^{0.90} \times 10^{-13} = 7.94 \times 10^{-13}$

（※ $\log 7.94 = 0.90$）

〔2〕 $\gamma_\pm = 0.89$

強電解質の希薄溶液（0.01 mol/L まで）の場合は，次式で示される Debye–Hückel の極限則から計算できる．

0.01 mol/L NaCl 水溶液のイオン強度は 0.01，$Z_+ = 1$，$Z_- = -1$ であるから

$\log \gamma_\pm = -0.51|Z_+ \cdot Z_-|\sqrt{I}$

$\qquad\quad = -0.51|1 \times (-1)|\sqrt{0.01}$

$\qquad\quad = -0.051$

$\gamma_\pm = 10^{-0.051} = 0.89$

2-3 酸・塩基平衡

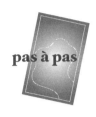

pas à pas

Brønsted-Lowry の定義では，酸とは H^+ を放出できるもの，塩基は受け取ることができるものであり，酸(HA)・塩基(B)の化学平衡は

$$HA + B \rightleftarrows HB^+ + A^-$$

で示される．ここで，B が H_2O ならば酸 HA の水溶液，HA が H_2O ならば塩基 B の水溶液であり，溶媒(H_2O)は相手によって酸，あるいは塩基となる．ここでは，水溶液に絞り，酸・塩基平衡に関連した pH 計算を行う．

Check Point

* $pH = -\log a_{H_3O^+} = -\log[H_3O^+]$
* $pOH = -\log a_{OH^-} = -\log[OH^-]$
* **水のイオン積 K_w**：$K_w = [H_3O^+][OH^-] = 10^{-14}\ (mol/L)^2\ (25℃)$
  純水はわずかではあるが，次のように電離している．
  $$2H_2O \rightleftarrows [H_3O^+] + [OH^-]$$
  $[H_3O^+]$ と $[OH^-]$ の積を水のイオン積 K_w といい，この値は温度が変わらなければ一定である．25℃における K_w は $1 \times 10^{-14}\ (mol/L)^2$ で，$[H_3O^+]$ と $[OH^-]$ がともに 10^{-7} mol/L である．温度が高くなるほど水は電離しやすくなり，K_w の値は大きくなる．また，純水だけでなく酸や塩基が溶存している場合でも温度が一定なら $K_w = 1 \times 10^{-14}\ (mol/L)^2 (25℃)$ が成立する．
* $pK_w = -\log K_w = 14$　(25℃)
  $pH + pOH = pK_w = 14$　(25℃)
* **電離度**：物質が溶媒に溶けてイオンに解離する現象を**電離**といい，電離する割合を**電離度**（α）または**解離度**という．α が大きい物質ほど

酸あるいは塩基として強い.

$$電離度 (\alpha) = \frac{電離した溶質のモル数}{全溶質のモル数}$$

ここで, 濃度 C mol/L, 電離度が α の酸 HA の水溶液中での電離平衡は

$$HA + H_2O \rightleftarrows H_3O^+ + A^-$$
$$C(1-\alpha) \qquad C\alpha \qquad C\alpha$$

と表すことができる. したがって, $[H_3O^+]$ は $C\alpha$ で表される. 通常, 強酸では $\alpha = 1$, 弱酸では $\alpha < 1$ となる. ただし, α は濃度および温度に依存する.

* **強酸**, **強塩基**は水溶液中で完全に電離しているので, 水素イオンまたは水酸化物イオンの濃度は, 加えられた酸または塩基の濃度から化学量論的に計算できる.
* **電離定数**:弱酸性あるいは弱塩基性物質は水溶液中でその一部が電離して平衡状態をとっている. そのときの**酸解離定数** K_a および**塩基解離定数** K_b は次のように表される.

$$HA + H_2O \rightleftarrows H_3O^+ + A^- \tag{1}$$

$$K_a = K[H_2O] = \frac{[H_3O^+][A^-]}{[HA]} \tag{2}$$

$$B + H_2O \rightleftarrows BH^+ + OH^- \tag{3}$$

$$K_b = K[H_2O] = \frac{[BH^+][OH^-]}{[B]} \tag{4}$$

K_a と K_b は化合物に固有の定数である. K_a が大きいほど強い酸であり, K_b が大きいほど強い塩基である.

* **共役酸・塩基対**の K_a と K_b:弱酸 HA の共役塩基 A^- の平衡は次のように表すことができる.

$$A^- + H_2O \rightleftarrows HA + OH^- \tag{5}$$

$$K_b = \frac{[HA][OH^-]}{[A^-]} \tag{6}$$

この共役酸・塩基対の K_a と K_b には次の関係が成り立つ.

$$K_a \times K_b = \frac{[A^-][H_3O^+]}{[HA]} \times \frac{[HA][OH^-]}{[A^-]} = [H_3O^+][OH^-]$$
$$= K_w \tag{7}$$

すなわち, K_a あるいは K_b のどちらかがわかれば, もう一方は簡単に

知ることができる．

* **解離指数**：K_a および K_b の逆数の常用対数で表した値をそれぞれ**酸解離指数** pK_a，**塩基解離指数** pK_b という．pK_a が小さいほど強い酸であり，pK_b が小さいほど強い塩基である．

$$pK_a = -\log K_a \tag{8}$$
$$pK_b = -\log K_b \tag{9}$$
$$pK_a + pK_b = pK_w = 14 \quad (25℃) \tag{10}$$

* **弱酸のpH**：

$$pH = -\log[H_3O^+] = -\log\sqrt{K_a \cdot C} = \frac{1}{2}pK_a - \frac{1}{2}\log C \tag{11}$$

注意！ 上式が成り立つ条件は，$\sqrt{C} \gg \sqrt{K_a}$ かつ $K_a \times C \gg K_w$ の場合である．$\sqrt{C} \gg \sqrt{K_a}$ のみが成り立つ場合は，$[H_3O^+] = \sqrt{K_a \cdot C + K_w}$ で表される．$K_a \times C \gg K_w$ のみが成り立つ場合は，

$$[H_3O^+] = \frac{-K_a + \sqrt{K_a^2 + 4K_aC}}{2}$$ で表される．

なお，多くの弱酸の水溶液の場合は，$\sqrt{C} \gg \sqrt{K_a}$ かつ $K_a \times C \gg K_w$ が成り立つ場合が多い．弱塩基の水溶液でも同様である（K_a を K_b に換える）．

* **弱塩基のpH**：

$$pOH = -\log[OH^-] = -\log\sqrt{K_b \cdot C} = \frac{1}{2}pK_b - \frac{1}{2}\log C \tag{12}$$

$$pH = pK_w - pOH = pK_w - \frac{1}{2}pK_b + \frac{1}{2}\log C \tag{13}$$

* **多塩基酸のpH**：多塩基酸の電離定数は，$K_{a1} \gg K_{a2} \gg \cdots \gg K_{an}$ が成り立つため，溶液中の $[H_3O^+]$ は第一段階の平衡に支配される（ただし，$C \gg [H_3O^+] \gg [OH^-]$ であるとき）．したがって，多塩基酸溶液のpHの計算は，一塩基酸の場合と同様である．

$$[H_3O^+] = \sqrt{K_{a1} \cdot C} \tag{14}$$

$$pH = -\log\sqrt{K_{a1} \cdot C} = \frac{1}{2}pK_{a1} - \frac{1}{2}\log C \tag{15}$$

* **多酸塩基のpH**：多塩基酸と同様に，第二段階以下の電離による

[OH$^-$]を無視してK_{b1}のみによって求めることができる.

$$[OH^-] = \sqrt{K_{b1} \cdot C} \tag{16}$$

$$pOH = -\log\sqrt{K_{b1} \cdot C} = \frac{1}{2}pK_{b1} - \frac{1}{2}\log C$$

$$pH = pK_w - pOH = pK_w - \frac{1}{2}pK_{b1} + \frac{1}{2}\log C \tag{17}$$

また,二塩基酸とその共役塩基(二酸塩基)あるいは二酸塩基とその共役酸(二塩基酸)の場合,共役酸・塩基の関係より次式が得られる.

$$K_{a1} \times K_{b2} = K_w \tag{18}$$

$$K_{a2} \times K_{b1} = K_w \tag{19}$$

＊塩のpH:

塩	[H$_3$O$^+$]または[OH$^-$]	pHまたはpOH
強酸 + 弱塩基	$[H_3O^+] = \sqrt{\dfrac{K_w \cdot C}{K_b}}$	$pH = \dfrac{1}{2}(pK_w - pK_b - \log C)$
弱酸 + 強塩基	$[H_3O^+] = \sqrt{\dfrac{K_w \cdot K_a}{C}}$	$pH = \dfrac{1}{2}(pK_w + pK_a + \log C)$
	$[OH^-] = \sqrt{\dfrac{K_w \cdot C}{K_a}}$	$pOH = \dfrac{1}{2}(pK_w - pK_a - \log C)$
弱酸 + 弱塩基	$[H_3O^+] = \sqrt{\dfrac{K_w \cdot K_a}{K_b}}$ K_a:弱塩基の共役酸 K_b:弱酸の共役塩基	$pH = \dfrac{1}{2}(pK_w + pK_a - pK_b)$

問題 1

次の $[H_3O^+]$ または $[OH^-]$ を pH に換算しなさい．ただし，$\log 2 = 0.30$，$\log 3 = 0.48$ とする．
(1) $[H_3O^+] = 2.0 \times 10^{-5}\,\text{mol/L}$
(2) $[H_3O^+] = 1.2 \times 10^{-8}\,\text{mol/L}$
(3) $[OH^-] = 3.0 \times 10^{-4}\,\text{mol/L}$
(4) $[OH^-] = 3.6 \times 10^{-6}\,\text{mol/L}$

解答・解説

(1) $\text{pH} = -\log(2 \times 10^{-5}) = 5 - \log 2 = 5 - 0.30 = 4.70$
(2) $\text{pH} = -\log(1.2 \times 10^{-8}) = -\log(12 \times 10^{-9})$
 $= 9 - \log(4 \times 3) = 9 - 1.08 = 7.92$
(3) $\text{pOH} = -\log(3.0 \times 10^{-4}) = 4 - \log 3 = 4 - 0.48 = 3.52$
 $\text{pH} = \text{p}K_w - \text{pOH} = 14 - 3.52 = 10.48$
 または，次式でも求められる．
 $\text{pH} = -\log[H_3O^+] = -\log \dfrac{K_w}{[OH^-]}$
 $= -\log \dfrac{10^{-14}}{3.0 \times 10^{-4}} = -\log \dfrac{10^{-10}}{3.0}$
 $= -\log 10^{-10} + \log 3 = 10 + 0.48 = 10.48$
(4) $\text{pOH} = -\log(3.6 \times 10^{-6}) = -\log(36 \times 10^{-7})$
 $= -\log(6^2 \times 10^{-7}) = 7 - 2\log(2 \times 3) = 7 - 1.56 = 5.44$
 $\text{pH} = \text{p}K_w - \text{pOH} = 14 - 5.44 = 8.56$

問題2

次のpHの値から$[H_3O^+]$および$[OH^-]$を求めなさい.ただし,水のイオン積は$K_w = 10^{-14}$ $(mol/L)^2$とする.また,$\log 2 = 0.30$,$\log 3 = 0.48$とする.
(1) pH = 3.0 (2) pH = 12.0
(3) pH = 4.52 (4) pH = 9.22

解答 (1) $[H_3O^+] = 10^{-3}\,mol/L$,

$$[OH^-] = \frac{K_w}{[H_3O^+]} = \frac{10^{-14}}{10^{-3}} = 10^{-11}\,mol/L$$

(2) $[H_3O^+] = 10^{-12}\,mol/L$

$$[OH^-] = \frac{K_w}{[H_3O^+]} = \frac{10^{-14}}{10^{-12}} = 10^{-2}\,mol/L$$

(3) $[H_3O^+] = 10^{-4.52} = 10^{0.48} \times 10^{-5} = 3 \times 10^{-5}\,mol/L$

$$[OH^-] = \frac{K_w}{[H_3O^+]} = \frac{10^{-14}}{3 \times 10^{-5}} = 3.33 \times 10^{-10}\,mol/L$$

(4) $[H_3O^+] = 10^{-9.22} = 10^{0.48} \times 10^{0.30} \times 10^{-10}$
$= 3 \times 2 \times 10^{-10} = 6 \times 10^{-10}\,mol/L$

$$[OH^-] = \frac{K_w}{[H_3O^+]} = \frac{10^{-14}}{6 \times 10^{-10}} = 1.67 \times 10^{-5}\,mol/L$$

問題3

次の水溶液の電離平衡を示し，$[H_3O^+]$ および pH を計算しなさい．ただし，電離度 α を 1.00，水のイオン積を 1×10^{-14} $(mol/L)^2$ とする．また，$\sqrt{5} = 2.24$, $\log 1.62 = 0.21$ とする．
(1) 0.1 mol/L $HClO_4$ (2) 10^{-7} mol/L $HClO_4$

解答・解説

(1) $HClO_4 + H_2O \rightleftarrows H_3O^+ + ClO_4^-$

$HClO_4$ は完全に電離しているので，$[H_3O^+] = 10^{-1}$ mol/L である．したがって

$\quad pH = -\log [H_3O^+] = -\log 10^{-1} = 1.0$

(2) 溶液中の平衡は次のように示される．

$\quad HClO_4 + H_2O \rightleftarrows H_3O^+ + ClO_4^-$

$\quad H_2O + H_2O \rightleftarrows H_3O^+ + OH^-$

溶液中では電気的に中性であるから，陽電荷数と陰電荷数は等しい．

$\quad [H_3O^+] = [OH^-] + [ClO_4^-]$

$HClO_4$ は完全に電離しているので，$[ClO_4^-] = 10^{-7}$ mol/L である．したがって

$\quad [H_3O^+] = K_w/[H_3O^+] + 10^{-7}$

$\quad ([H_3O^+])^2 = 10^{-14} + 10^{-7}[H_3O^+]$

$([H_3O^+])^2 - 10^{-7}[H_3O^+] - 10^{-14} = 0$ の二次方程式を解くと

$$[H_3O^+] = \frac{10^{-7} + \sqrt{10^{-14} + 4 \times 10^{-14}}}{2} = \frac{10^{-7} + \sqrt{5} \times 10^{-7}}{2}$$

$\quad\quad\quad\quad = 1.62 \times 10^{-7}$ mol/L

$\quad pH = -\log(1.62 \times 10^{-7}) = 7 - \log 1.62 = 7 - 0.21 = 6.79$

Check Point

水溶液中では水分子の電離も起こっているが,(1)のように酸の濃度が高いときは,水の電離による[H_3O^+]は酸の電離により生じる[H_3O^+]よりはるかに小さいので無視できる(10^{-5} mol/L 以上の濃度). ただし,(2)のように酸濃度を極度に希釈した場合は,水の電離による[H_3O^+]を考慮する必要がある. $HClO_4$ 濃度が 10^{-8} mol/L より低いときは,そのpH は水の電離による[H_3O^+]だけに依存し,7に極めて近い値になる.

問題4

次の水溶液の電離平衡を示し,[OH^-],pOH および pH を求めなさい.ただし,電離度 α を 1.00,水のイオン積を 1×10^{-14} $(mol/L)^2$ とする.また,$\log 2 = 0.30$ とする.
(1) 2.0 mol/L KOH (2) 2.5×10^{-4} mol/L NaOH

解答 (1) $KOH \rightarrow K^+ + OH^-$

[OH^-] = 2 mol/L

pOH = $-\log 2 = -0.30$

pH = $pK_w -$ pOH = 14 + 0.30 = 14.30

(2) $NaOH \rightarrow Na^+ + OH^-$

[OH^-] = 2.5×10^{-4} mol/L

pOH = $-\log(2.5 \times 10^{-4}) = 4 - \log 2.5$
   = $4 - (\log 10 - \log 4) = 4 - 0.4 = 3.6$

pH = $pK_w -$ pOH = 14 - 3.6 = 10.4

問題5

0.10 mol/L 酢酸水溶液について,次の問に答えなさい.ただし,酢酸の電離定数を $K_a = 1.76 \times 10^{-5}$ とする.また,$\sqrt{1.76} = 1.33$,$\log 1.33 = 0.12$,$\log 1.76 = 0.25$ とする.

(1) 化学平衡式を示し,共役酸・塩基の関係を示しなさい.
(2) $[H_3O^+]$ を求め,pH を計算しなさい.
(3) pK_a を求めなさい.
(4) 電離度 α(%)を求めなさい.

解答 (1) $CH_3COOH + H_2O \rightleftarrows H_3O^+ + CH_3COO^-$
　　　　　　酸(1)　　塩基(2)　酸(2)　　　塩基(1)

(2) $[H_3O^+] = \sqrt{K_a \cdot C} = \sqrt{1.76 \times 10^{-5} \times 10^{-1}}$
　　　　　　　$= \sqrt{1.76} \times 10^{-3} = 1.33 \times 10^{-3}$ mol/L

pH $= -\log [H_3O^+] = -\log (1.33 \times 10^{-3})$
　　$= 3 - \log 1.33 = 3 - 0.12 = 2.88$

または

pH $= -\log [H_3O^+] = -\log \sqrt{K_a \cdot C}$
　　$= \dfrac{1}{2} pK_a - \dfrac{1}{2} \log C$
　　$= \dfrac{4.75}{2} - \dfrac{\log 10^{-1}}{2} = 2.38 + 0.5 = 2.88$

(3) $pK_a = -\log K_a = -\log (1.76 \times 10^{-5})$
　　　　　$= 5 - \log 1.76 = 5 - 0.25 = 4.75$

(4) $\alpha = \sqrt{K_a / C} = \sqrt{1.76 \times 10^{-5} / 10^{-1}} = \sqrt{1.76} \times 10^{-2}$
　　　$= 1.33 \times 10^{-2} = 1.33\%$

解説

(1) 弱酸 HA の電離平衡は次のように示される.

$$HA + H_2O \rightleftarrows H_3O^+ + A^-$$

(2) **酸解離定数** K_a は次式で表される.

$$K_a = \frac{[H_3O^+][A^-]}{[HA]}$$

ここで，濃度を C とするとき，$\sqrt{C} \gg \sqrt{K_a}$，$K_a \times C \gg K_w$ が共に成り立ち，溶液中では電気的に中性（電荷収支）であるから $[H_3O^+] = [A^-]$，かつ質量収支の条件から $C = [HA] + [A^-]$ であるが，弱酸であるから電離度は小さいので $[HA] = C$ となり，

$$K_a = \frac{[H_3O^+][A^-]}{[HA]} = \frac{[H_3O^+]^2}{[HA]} = \frac{[H_3O^+]^2}{C} \text{ が導かれる．}$$

すなわち，$[H_3O^+] = \sqrt{K_a \cdot C}$ が成立し，両辺の対数をとると

$$pH = -\log[H_3O^+] = -\log\sqrt{K_a \cdot C}$$

となり，濃度 C と K_a から pH を求めることができる．

(3) K_a の逆数の対数で表した値を**酸解離指数** pK_a といい，次のように表す．

$$pK_a = -\log K_a$$

(4) 電離定数 K_a は，濃度を C とするとき

$$K_a = \frac{[H_3O^+][A^-]}{[HA]} = \frac{C\alpha \times C\alpha}{C(1-\alpha)} = \frac{C\alpha^2}{1-\alpha} \text{ で表され，} \alpha \text{ が十分}$$

に小さい場合（通常の弱酸）は，近似的に $K_a = C\alpha^2$ とおくことができるので，$\alpha = \sqrt{K_a/C}$ が成り立つ．

問題6

0.10 mol/L NH$_3$ ($K_b = 1.82 \times 10^{-5}$) 水溶液について，以下の問に答えなさい．ただし，水のイオン積を $1 \times 10^{-14} (\text{mol/L})^2$ とする．また，$\sqrt{1.82} = 1.35$, $\log 1.35 = 0.13$, $\log 1.82 = 0.26$ とする．

(1) 化学平衡式を示し，共役酸・塩基の関係を示しなさい．
(2) [OH$^-$] を求め，pOH を計算しなさい．
(3) pK_b を求めなさい．
(4) pH を求めなさい．
(5) 電離度 α(%) を求めなさい．

解答

(1) NH$_3$ + H$_2$O $\rightleftarrows$ NH$_4^+$ + OH$^-$
   塩基(1)　酸(2)　　酸(1)　　塩基(2)

(2) [OH$^-$] = $\sqrt{K_b \cdot C}$ = $\sqrt{1.82 \times 10^{-5} \times 0.10}$
   = $\sqrt{1.82} \times 10^{-3}$ = 1.35×10^{-3} mol/L
   pOH = $-\log$ [OH$^-$] = $-\log (1.35 \times 10^{-3})$
   = $3 - \log 1.35 = 3 - 0.13 = 2.87$

(3) pK_b = $-\log K_b$ = $-\log (1.82 \times 10^{-5})$
   = $5 - \log 1.82 = 5 - 0.26 = 4.74$

(4) pH = pK_w $-$ pOH = $14 - 2.87 = 11.13$

   pH = pK_w + $\dfrac{1}{2}$ ($\log C$ $-$ pK_b)
   = $14 + \dfrac{\log 0.1 - 4.74}{2} = 14 + \dfrac{-1 - 4.74}{2}$
   = $14 - 2.87 = 11.13$

(5) $\alpha = \sqrt{K_a/C} = \sqrt{1.82 \times 10^{-5}/0.1} = \sqrt{1.82} \times 10^{-2}$
   = $1.35 \times 10^{-2} = 1.35\%$

2-3 酸・塩基平衡

解説

(1) 弱塩基 B は水溶液中では次のように電離している．

$$B + H_2O \rightleftarrows BH^+ + OH^-$$

(2) **塩基解離定数** K_b は次式で表される．

$$K_b = \frac{[BH^+][OH^-]}{[B]}$$

ここで弱塩基の濃度を C とすると，$\sqrt{C} \gg \sqrt{K_b}$ かつ $K_b \times C \gg K_w$ が成り立ち，さらに電荷収支の条件から $[BH^+] = [OH^-]$，質量収支の条件から $C = [B]$ となるので

$$K_b = \frac{[BH^+][OH^-]}{[B]} = \frac{[OH^-]^2}{C}$$

$$[OH^-] = \sqrt{K_b \times [B]} = \sqrt{K_b \cdot C}$$

が導かれ，弱塩基の濃度 C と K_b から pOH を求めることができる．

$$pOH = -\log[OH^-] = \frac{1}{2}pK_b - \frac{1}{2}\log C$$

(3) K_b の逆数の対数で表した値を**塩基解離指数** pK_b といい，次のように表す．

$$pK_b = -\log K_b$$

(4) pH = pK_w − pOH で求められる．水のイオン積，$K_w = [H_3O^+][OH^-]$，の関係は酸または塩基の溶液中においても成り立つので，次の関係が得られる．

$$[H_3O^+] = \frac{K_w}{[OH^-]} = \frac{K_w}{\sqrt{K_b \cdot C}}$$

$$pH = pK_w - \frac{1}{2}pK_b + \frac{1}{2}\log C$$

(5) $K_b = \dfrac{[BH^+][OH^-]}{[B]} = \dfrac{C\alpha \times C\alpha}{C(1-\alpha)} = \dfrac{C\alpha^2}{1-\alpha}$ から，α が十分に小さい場合（通常の弱塩基）は，近似的に $K_b = C\alpha^2$ とおくことができるので，$\alpha = \sqrt{K_b/C}$ で求められる．

問題 7

$0.10 \, \text{mol/L}$ 炭酸 ($K_{a1} = 4.0 \times 10^{-7}$, $K_{a2} = 6.0 \times 10^{-11}$) 水溶液について，次の問に答えなさい．

(1) 溶液中の電離平衡を示し，K_{a1} と K_{a2} との関係について説明しなさい．
(2) 溶液中の $[H_3O^+]$，$[HCO_3^-]$ 及び $[CO_3^{2-}]$ を求めなさい．
(3) pH 及び pOH を求めなさい．
(4) 電離度 α を求めなさい．

解答 (1) $H_2CO_3 + H_2O \rightleftarrows H_3O^+ + HCO_3^-$

$$K_{a1} = \frac{[H_3O^+][HCO_3^-]}{[H_2CO_3]} = 4.0 \times 10^{-7}$$

$HCO_3^- + H_2O \rightleftarrows H_3O^+ + CO_3^{2-}$

$$K_{a2} = \frac{[H_3O^+][CO_3^{2-}]}{[HCO_3^-]} = 6.0 \times 10^{-11}$$

したがって，$K_{a1} \gg K_{a2}$ であり，第二段階の平衡は無視できる．

(2) $[H_3O^+] = \sqrt{K_{a1} \cdot C} = \sqrt{4.0 \times 10^{-7} \times 0.1}$
$= \sqrt{4.0 \times 10^{-8}} = 2.0 \times 10^{-4} \, \text{mol/L}$
$= [HCO_3^-]$

$$[CO_3^{2-}] = \frac{K_{a2}[HCO_3^-]}{[H_3O^+]} = K_{a2} = 6.0 \times 10^{-11} \, \text{mol/L}$$

(3) $\text{pH} = -\log[H_3O^+] = -\log(2.0 \times 10^{-4})$
$= 4 - \log 2 = 3.7$
$\text{pOH} = pK_w - \text{pH} = 14 - 3.7 = 10.3 \quad (25℃)$

(4) $\alpha = \sqrt{K_{a1}/C} = \sqrt{4.0 \times 10^{-7}/0.1} = \sqrt{4.0 \times 10^{-6}}$
$= 2.0 \times 10^{-3}$
$\alpha = \dfrac{[H_3O^+]}{C} = \dfrac{2 \times 10^{-4}}{0.1} = 2 \times 10^{-3}$

解説

(1) 二塩基酸は水溶液中で段階的にヒドロニウムイオン（H_3O^+）を放出し，各段階の平衡が成立する．それぞれの電離平衡における電離定数は次のように表せる．

$H_2A + H_2O \rightleftarrows H_3O^+ + HA^-$

$$K_{a1} = \dfrac{[HA^-][H_3O^+]}{[H_2A]} \tag{1}$$

$HA^- + H_2O \rightleftarrows H_3O^+ + A^{2-}$

$$K_{a2} = \dfrac{[A^{2-}][H_3O^+]}{[HA^-]} \tag{2}$$

(2) 一般に濃度 C の多塩基酸の電離定数は，$K_{a1} \gg K_{a2} \gg \cdots \gg K_{an}$ が成り立つため，溶液中の $[H_3O^+]$ は第一段階の平衡に支配される（ただし，$C \gg [H_3O^+] \gg [OH^-]$ であるとき）．$[H_3O^+] = \sqrt{K_{a1} \cdot C}$ また，式(1)と(2)から次の関係が成り立つ．

$[H_2A] = \dfrac{[HA^-][H_3O^+]}{K_{a1}} = \dfrac{[H_3O^+]^2}{K_{a1}}$

$[A^{2-}] = \dfrac{K_{a2}[HA^-]}{[H_3O^+]} = K_{a2}$

(3) $pH = -\log[H_3O^+]$, $pOH = pK_w - pH = 14 - pH$ （25℃）

(4) $\alpha = \sqrt{K_{a1}/C}$ または，$\alpha = \dfrac{[H_3O^+]}{C}$ から求められる．

問題 8

0.10 mol/L エチレンジアミン ($K_{b1} = 1.6 \times 10^{-4}$, $K_{b2} = 2.6 \times 10^{-7}$) 水溶液について，次の問に答えなさい．
(1) 溶液中の電離平衡を示し，K_{b1} と K_{b2} との関係について説明しなさい．
(2) 溶液中の水酸化物イオン濃度を求めなさい．
(3) pOH 及び pH を求めなさい．
(4) エチレンジアミンとアンモニア ($K_b = 1.8 \times 10^{-5}$) について，それぞれの共役酸の K_a を示し，塩基および酸の強さを比較しなさい．

解答・解説

(1) $H_2N(CH_2)_2NH_2 + H_2O \rightleftarrows H_2N(CH_2)_2NH_3^+ + OH^-$

$$K_{b1} = \frac{[H_2N(CH_2)_2NH_3^+][OH^-]}{[H_2N(CH_2)_2NH_2]} = 1.6 \times 10^{-4}$$

$H_2N(CH_2)_2NH_3^+ + H_2O \rightleftarrows {}^+H_3N(CH_2)_2NH_3^+ + OH^-$

$$K_{b2} = \frac{[{}^+H_3N(CH_2)_2NH_3^+][OH^-]}{[H_2N(CH_2)_2NH_3^+]} = 2.6 \times 10^{-7}$$

したがって，$K_{b1} \gg K_{b2}$ であり，二段階目の平衡は無視できる．

(2) $[OH^-] = \sqrt{K_{b1} \cdot C} = \sqrt{1.6 \times 10^{-4} \times 0.1} = \sqrt{16 \times 10^{-6}}$
　　　　$= 4.0 \times 10^{-3}$ mol/L $= [H_2N(CH_2)_2NH_3^+]$

(3) pOH $= -\log[OH^-] = -\log(4.0 \times 10^{-3}) = 3 - \log 2^2$
　　　　$= 3 - 2\log 2 = 2.4$
　　pH $= 14 - 2.4 = 11.6$

(4) エチレンジアミンの K_{b1}, K_{b2}, およびアンモニアの K_b を比較すると，$K_{b1} > K_b > K_{b2}$ であるから，塩基としての強さは

$H_2N(CH_2)_2NH_2 > NH_3 > H_2N(CH_2)_2NH_3^+$

の順となる．
また，エチレンジアミンの共役酸の化学平衡より，K_{a1}, K_{a2} は

$^+H_3N(CH_2)_2NH_3^+ + H_2O \rightleftarrows H_2N(CH_2)_2NH_3^+ + H_3O^+$

$$K_{a1} = \frac{K_w}{K_{b2}} = \frac{1.0 \times 10^{-14}}{2.6 \times 10^{-7}} = 3.85 \times 10^{-8}$$

$H_2N(CH_2)_2NH_3^+ + H_2O \rightleftarrows H_2N(CH_2)_2NH_2 + H_3O^+$

$$K_{a2} = \frac{K_w}{K_{b1}} = \frac{1.0 \times 10^{-14}}{1.6 \times 10^{-4}} = 6.25 \times 10^{-11}$$

となる．また，アンモニアの共役酸の化学平衡より K_a は

$NH_4^+ + H_2O \rightleftarrows NH_3 + H_3O^+$

$$K_a = \frac{K_w}{K_b} = \frac{1.0 \times 10^{-14}}{1.8 \times 10^{-5}} = 5.56 \times 10^{-10}$$

であることから，$K_{a1} > K_a > K_{a2}$ となり，酸としての強さは

$^+H_3N(CH_2)_2NH_3^+ > NH_4^+ > H_2N(CH_2)_2NH_3^+$

の順である．

問題9

0.05 mol/L 酢酸ナトリウム水溶液について，以下の問に答えなさい．ただし，酢酸の $K_a = 1.8 \times 10^{-5}$, $\sqrt{7} = 2.65$, $\sqrt{1.12} = 1.06$, $\log 5.3 = 0.72$ とする．
(1) 電離平衡（加水分解）を示しなさい．
(2) 酢酸イオンの電離定数（加水分解定数）を求めなさい．
(3) 水酸化物イオンの濃度（mol/L）を求めなさい．
(4) この溶液の pH を求めなさい．
(5) 加水分解度（電離度%）を求めなさい．

解答・解説

塩溶液のpHは，弱酸(または弱塩基)の共役塩基(または共役酸)として計算すればよい．

(1) 酢酸ナトリウムは弱酸CH_3COOHと強塩基$NaOH$から生成した強電解質であるから，完全に電離してNa^+とCH_3COO^-の形で水溶液中に存在する．

$$CH_3COONa \rightarrow Na^+ + CH_3COO^-$$

ここで，Na^+は酸としての挙動を示さず，CH_3COO^-が塩基として働き次の平衡が成立する．

$$CH_3COO^- + H_2O \rightleftarrows CH_3COOH + OH^-$$

$$K_b = \frac{[CH_3COOH][OH^-]}{[CH_3COO^-]} \qquad (1)$$

$$2H_2O \rightleftarrows H_3O^+ + OH^-$$

$$K_w = [H_3O^+][OH^-] = 1 \times 10^{-14} \quad (25℃)$$

(2) $K_b = \dfrac{K_w}{K_a} = \dfrac{1 \times 10^{-14}}{1.8 \times 10^{-5}} = 5.6 \times 10^{-10}$

(3) 濃度をCとするとき，$\sqrt{C} \gg \sqrt{K_a}$，$K_a \times C \gg K_w$が共に成立するので，電荷収支の条件より

$$[H_3O^+] + [CH_3COOH] = [OH^-] \qquad (2)$$

が得られる．ここで塩基の溶液であるから$[OH^-] \gg [H_3O^+]$と考えられ，式(2)は

$$[CH_3COOH] = [OH^-]$$

となる．一方，質量収支の条件より

$$[CH_3COO^-] + [CH_3COOH] = C$$

であるから

$[CH_3COO^-] = C - [CH_3COOH] = C - [OH^-]$ となる．

ここで，$[CH_3COO^-]$は弱塩基なので$C \gg [OH^-]$と仮定すると，$[CH_3COO^-] \cong C$となり，式(1)から

$$K_b = \frac{[CH_3COOH][OH^-]}{[CH_3COO^-]} = \frac{[OH^-]^2}{[CH_3COO^-]} = \frac{[OH^-]^2}{C}$$

$$[OH^-] = \sqrt{K_b \cdot C}$$

が得られる．したがって，

$$[OH^-] = \sqrt{K_b \cdot C} = \sqrt{5.6 \times 10^{-10} \times 0.05} = \sqrt{28 \times 10^{-12}}$$
$$= \sqrt{4 \times 7} \times 10^{-6} = 5.3 \times 10^{-6} \text{ mol/L}$$

(4) $\text{pOH} = -\log[OH^-] = -\log(5.3 \times 10^{-6}) = 6 - \log 5.3$
$= 6 - 0.72 = 5.28 = 5.3$

$\text{pH} = pK_w - \text{pOH} = 14 - 5.3 = 8.7$

(5) $\alpha = \sqrt{\dfrac{K_b}{C}} = \sqrt{\dfrac{5.6 \times 10^{-10}}{0.05}} = \sqrt{1.12 \times 10^{-8}} = 1.06 \times 10^{-4}$
$= 0.011\%$

問題 10

0.1 mol/L 塩化アンモニウム水溶液について，以下の問に答えなさい．ただし，アンモニアの $K_b = 1.7 \times 10^{-5}$，$\sqrt{59} = 7.7$，$\log 7.7 = 0.89$ とする．
(1) 電離平衡を示しなさい．
(2) アンモニウムイオンの電離定数を求めなさい．
(3) この水溶液の pH を求めなさい．
(4) 加水分解度（％）を求めなさい．

解答・解説

(1) NH_4Cl は強電解質であるから，水溶液中で100％電離している．
$$NH_4Cl \rightarrow NH_4^+ + Cl^-$$
このうちの NH_4^+ が加水分解を起こす．Cl^- は強酸 HCl 起源であるから H^+ を受け取らない．
$$NH_4^+ + H_2O \rightleftarrows NH_3 + H_3O^+$$

(2) アンモニウムイオン NH_4^+ はアンモニアの共役酸であるから，弱酸として考えればよい．
$$K_a = \frac{[NH_3][H_3O^+]}{[NH_4^+]} = \frac{K_w}{K_b} = \frac{1.0 \times 10^{-14}}{1.7 \times 10^{-5}} = 5.9 \times 10^{-10}$$

(3) $[H_3O^+] = \sqrt{K_a \cdot C} = \sqrt{5.9 \times 10^{-10} \times 0.1} = \sqrt{59 \times 10^{-12}}$
$= 7.7 \times 10^{-6}$ mol/L
$\mathrm{pH} = -\log(7.7 \times 10^{-6}) = 6 - \log 7.7 = 6 - 0.89 = 5.1$

(4) $\alpha = \sqrt{\dfrac{K_a}{C}} = \sqrt{\dfrac{5.9 \times 10^{-10}}{0.1}} = \sqrt{59 \times 10^{-10}} = 7.7 \times 10^{-5}$
$= 0.0077\%$

演習問題

[1] 次の強酸水溶液の電離平衡を示し，$[H_3O^+]$ および pH を求めなさい．ただし，電離度 α を 1.00 とし，$\log 2 = 0.30$，$\log 3 = 0.48$ とする．
  (1) 1.0 mol/L HNO_3 (2) 0.02 mol/L H_2SO_4
  (3) 3×10^{-5} mol/L HI

[2] 次の水溶液の電離平衡を示し，$[OH^-]$，pOH および pH を求めなさい．ただし，電離度 $\alpha = 1.00$，$\log 2 = 0.3$ とする．
  (1) 0.05 mol/L $Ca(OH)_2$ (2) 0.25 mol/L $(CH_3)_4N^+OH^-$

[3] 次の弱酸または弱塩基水溶液について，以下の問に答えなさい．ただし，α は電離度であり，$\log 1.34 = 0.13$，$\log 1.40 = 0.15$，$\log 2.48 = 0.39$，$\log 6.25 = 0.80$ とする．
  (a) 0.1 mol/L CH_3COOH　($\alpha = 0.0134$)
  (b) 1.0 mol/L HCOOH　($\alpha = 1.4\%$)
  (c) 0.01 mol/L NH_3　($\alpha = 4.03\%$)
  (d) 0.5 mol/L CH_3NH_2　($\alpha = 0.032$)
  (1) 電離度 α より溶液中のすべての化学種の濃度を求めなさい．
  (2) 各溶液の pH を求めなさい．
  (3) 酸または塩基の電離定数（K_a，K_b）を求めなさい．

[4] 次の各水溶液について，以下の問に答えなさい．ただし，$\sqrt{22.5} = 4.74$，$\sqrt{10} = 3.16$，$\log 4.74 = 0.68$，$\log 4.5 = 0.65$ とする．
  (a) 0.01 mol/L C_6H_5OH　($K_a = 1.0 \times 10^{-10}$)
  (b) 0.05 mol/L $C_6H_5NH_2$　($K_b = 4.5 \times 10^{-10}$)
  (1) 化学平衡式を示し，共役酸・塩基の関係を示しなさい．

(2) 電離定数より [H_3O^+] または [OH^-] を求め，pH に換算しなさい．
(3) pK_a または pK_b を求めなさい．
(4) 電離度 α を求めなさい．

[5] 次の各水溶液について，以下の問に答えなさい．ただし，$\sqrt{66} = 8.12$, $\log 3 = 0.48$, $\log 8.12 = 0.91$ とする．
(a) 0.05 mol/L HCOOH ($K_a = 1.8 \times 10^{-4}$)
(b) 0.01 mol/L C_6H_5COOH ($K_a = 6.6 \times 10^{-5}$)
(1) 溶液中の化学平衡式と共役酸・塩基の関係を示しなさい．
(2) 溶液中の各化学種の濃度（mol/L）を求めなさい．
(3) 溶液の pH を求めなさい．
(4) ギ酸および安息香酸の電離度を求めなさい．
(5) 酢酸（$K_a = 1.8 \times 10^{-5}$）と酸の強度および共役塩基の強度を比較しなさい．

[6] 0.05 mol/L シュウ酸（$pK_{a1} = 1.04$, $pK_{a2} = 3.82$）水溶液について，次の問に答えなさい．ただし，$10^{0.96} = 9.12$, $10^{0.92} = 8.32$, $\sqrt{2.66} = 1.63$, $\log 3.59 = 0.555$ とする．
(1) 溶液中の電離平衡を示し，K_{a1} と K_{a2} との関係について説明しなさい．
(2) 溶液中の [H_3O^+] と非解離型分子の濃度（mol/L）を求めなさい．
(3) 溶液の pH を求めなさい．

[7] 次の塩の水溶液について，以下の問に答えなさい．ただし，$\sqrt{58.8} = 7.67$, $\sqrt{7.6} = 2.76$, $\sqrt{33.4} = 5.78$, $\sqrt{21.3} = 4.62$, $\log 7.67 = 0.88$, $\log 2.76 = 0.44$, $\log 5.78 = 0.76$, $\log 4.62 = 0.66$ とする．

(a) 0.01 mol/L ギ酸カリウム (HCOOK)
   (ギ酸の $K_a = 1.7 \times 10^{-4}$)
(b) 0.05 mol/L 安息香酸ナトリウム (PhCOONa)
   (安息香酸の $K_a = 6.6 \times 10^{-5}$)
(c) 0.02 mol/L 青酸カリウム (KCN)
   (青酸の $K_a = 6.0 \times 10^{-10}$)
(d) 0.01 mol/L 塩化エチルアンモニウム (EtNH$_3$Cl)
   (エチルアミンの $K_b = 4.7 \times 10^{-4}$)

(1) 電離平衡を示しなさい．
(2) 各イオンの電離定数（加水分解定数）を求めなさい．
(3) 各水溶液の pH と pOH を求めなさい．

[8] 1.5×10^{-5} mol/L 炭酸 ($pK_{a1} = 6.46$, $pK_{a2} = 10.25$) 水溶液の pH を計算しなさい．ただし，水の自己解離によるプロトンの影響は無視できるものとし，$\log 1.5 = 0.18$ とする．

(第 88 回薬剤師国家試験問題改変)

[9] ある弱塩基 B ($K_b = 5.0 \times 10^{-5}$) を水に溶解し，1.0×10^{-3} mol/L の溶液を調製した．この溶液の pH を計算しなさい．ただし，B の水溶液中での解離は式(1)で表される．また，水のイオン積 $K_w = 1 \times 10^{-14}$, $\log 2 = 0.30$ とする．

$$B + H_2O \rightleftarrows BH^+ + OH^- \quad (1)$$

(第 92 回薬剤師国家試験問題改変)

[10] 0.10 mol/L 酢酸ナトリウム水溶液の pH を計算しなさい．ただし，酢酸の電離定数は 2.5×10^{-5} (mol/L) 水のイオン積は 1.0×10^{-14} (mol/L)^2, $\log 2 = 0.30$, $\log 3 = 0.48$ とする．

(第 94 回薬剤師国家試験問題)

演習問題・解答

[1]
(1) $HNO_3 + H_2O \rightarrow H_3O^+ + NO_3^-$ $[H_3O^+] = 1.0\,mol/L$
 $\therefore pH = -\log 1.0 = 0$
(2) $H_2SO_4 + 2H_2O \rightarrow 2H_3O^+ + SO_4^{2-}$
 $[H_3O^+] = 2 \times 0.02 = 4 \times 10^{-2}\,mol/L$
 $\therefore pH = -\log(4 \times 10^{-2}) = 2 - 0.6 = 1.4$
(3) $HI + H_2O \rightarrow H_3O^+ + I^-$
 $[H_3O^+] = 3 \times 10^{-5}\,mol/L$
 $\therefore pH = -\log(3 \times 10^{-5}) = 5 - \log 3 = 5 - 0.48 = 4.52$

[2]
(1) $Ca(OH)_2 \rightarrow Ca^{2+} + 2OH^-$
 $[OH^-] = 2 \times 0.05 = 0.1\,mol/L$
 $\therefore pOH = -\log 0.1 = \log 10 = 1,\ pH = 14 - 1 = 13$
(2) $(CH_3)_4N^+OH^- \rightarrow (CH_3)_4N^+ + OH^-$
 $[OH^-] = 0.25\,mol/L$
 $\therefore pOH = -\log 0.25 = \log 4 = 0.6,\ pH = 14 - 0.6 = 13.4$

[3]
(a) (1) $[CH_3COOH] = 0.1(1 - 0.0134) = 0.0987\,mol/L$
 $[CH_3COO^-] = [H_3O^+] = 0.1 \times 0.0134 = 0.00134\,mol/L$
 $[OH^-] = \dfrac{10^{-14}}{0.00134} = 7.46 \times 10^{-12}\,mol/L$
(2) $pH = -\log 0.00134 = -\log(1.34 \times 10^{-3}) = 3 - \log 1.34$
 $= 3 - 0.13 = 2.87$
(3) $K_a = \dfrac{[CH_3COO^-][H_3O^+]}{[CH_3COOH]} = \dfrac{(0.00134)^2}{0.0987}$

$$= \frac{(1.34 \times 10^{-3})^2}{0.0987} = 1.80 \times 10^{-5}$$

(b) (1) $[HCOOH] = 1 \times (1 - 0.014) = 0.986 \text{ mol/L}$
$[HCOO^-] = [H_3O^+] = 1 \times 0.014 = 0.014 \text{ mol/L}$
$[OH^-] = \dfrac{10^{-14}}{0.014} = 7.14 \times 10^{-13} \text{ mol/L}$

(2) $\text{pH} = -\log 0.014 = -\log(1.4 \times 10^{-2}) = 2 - \log 1.4$
$= 2 - 0.15 = 1.85$

(3) $K_a = \dfrac{[HCOO^-][H_3O^+]}{[HCOOH]} = \dfrac{0.014^2}{0.986} = \dfrac{(1.4 \times 10^{-2})^2}{0.986}$
$= 1.99 \times 10^{-4}$

(c) (1) $[NH_3] = 0.01 \times (1 - 0.0403) = 9.60 \times 10^{-3} \text{ mol/L}$
$[NH_4^+] = [OH^-] = 0.01 \times 0.0403 = 4.03 \times 10^{-4} \text{ mol/L}$
$[H_3O^+] = \dfrac{10^{-14}}{4.03 \times 10^{-4}} = 2.48 \times 10^{-11} \text{ mol/L}$

(2) $\text{pH} = -\log(2.48 \times 10^{-11}) = 11 - \log 2.48 = 11 - 0.39$
$= 10.61$

(3) $K_b = \dfrac{[NH_4^+][OH^-]}{[NH_3]} = \dfrac{(4.03 \times 10^{-4})^2}{9.60 \times 10^{-3}}$
$= \dfrac{1.62 \times 10^{-7}}{9.60 \times 10^{-3}} = 1.69 \times 10^{-5}$

(d) (1) $[CH_3NH_2] = 0.5 \times (1 - 0.032) = 0.484 \text{ mol/L}$
$[CH_3NH_3^+] = [OH^-] = 0.5 \times 0.032 = 1.6 \times 10^{-2} \text{ mol/L}$
$[H_3O^+] = \dfrac{10^{-14}}{1.6 \times 10^{-2}} = 6.25 \times 10^{-13} \text{ mol/L}$

(2) $\text{pH} = -\log(6.25 \times 10^{-13}) = 13 - \log 6.25 = 13 - 0.80$
$= 12.20$

(3) $K_b = \dfrac{[CH_3NH_3^+][OH^-]}{[CH_3NH_2]} = \dfrac{(1.6 \times 10^{-2})^2}{0.484}$
$= \dfrac{2.56 \times 10^{-4}}{0.484} = 5.29 \times 10^{-4}$

〔4〕 K_a あるいは K_b が非常に小さい値の場合には, $\sqrt{C} \gg \sqrt{K_a}$ および $K_a \times C \gg K_w$ が成り立つかどうかを判断することが必要となる(100倍以上の差があるかどうか). この問題では, どちらも上記条件が成立している.

(a) (1)

![phenol] OH + H₂O ⇄ ![phenoxide] O⁻ + H₃O⁺

　　　酸(1)　塩基(2)　塩基(1)　酸(2)

(2) $[H_3O^+] = \sqrt{K_a \times C} = \sqrt{1 \times 10^{-10} \times 0.01} = \sqrt{10^{-12}}$
$= 10^{-6}\,\text{mol/L}$

pH $= -\log 10^{-6} = 6$

(3) $pK_a = -\log K_a = -\log(1 \times 10^{-10}) = 10$

(4) $\alpha = \sqrt{\dfrac{K_a}{C}} = \sqrt{\dfrac{1 \times 10^{-10}}{0.01}} = \sqrt{1 \times 10^{-8}} = 1 \times 10^{-4}$

(b) (1)

![aniline] NH₂ + H₂O ⇄ ![anilinium] NH₃⁺ + OH⁻

　　　塩基(1)　酸(2)　酸(1)　塩基(2)

(2) $[OH^-] = \sqrt{K_b \times C} = \sqrt{4.5 \times 10^{-10} \times 0.05}$
$= \sqrt{22.5 \times 10^{-12}} = 4.74 \times 10^{-6}\,\text{mol/L}$

pOH $= -\log(4.74 \times 10^{-6}) = 6 - \log 4.74 = 5.32$

∴ pH $= 14 - 5.32 = 8.68$

(3) $pK_b = -\log K_b = -\log(4.5 \times 10^{-10}) = 10 - \log 4.5$
$= 10 - 0.65 = 9.35$

(4) $\alpha = \sqrt{\dfrac{K_b}{C}} = \sqrt{\dfrac{4.5 \times 10^{-10}}{0.05}} = \sqrt{90 \times 10^{-10}} = 9.49 \times 10^{-5}$

〔5〕

(a) (1) $HCOOH + H_2O \rightleftarrows HCOO^- + H_3O^+$

　　　酸(1)　塩基(2)　塩基(1)　酸(2)

2-3 酸・塩基平衡

(2) $[HCOOH] = 0.05$
$[H_3O^+] = \sqrt{K_a \times C} = \sqrt{1.8 \times 10^{-4} \times 0.05} = 3 \times 10^{-3}$
$= [HCOO^-]$
$[OH^-] = \dfrac{10^{-14}}{3 \times 10^{-3}} = 3.33 \times 10^{-12}\,\text{mol/L}$

(3) $\text{pH} = -\log(3 \times 10^{-3}) = 3 - \log 3 = 3 - 0.48 = 2.52$

(4) $\alpha = \sqrt{\dfrac{K_a}{C}} = \sqrt{\dfrac{1.8 \times 10^{-4}}{0.05}} = \sqrt{36 \times 10^{-4}} = 6 \times 10^{-2}$

(5) 酢酸の K_a (1.8×10^{-5}) < ギ酸の K_a (1.8×10^{-4}) であるから，酸としてはギ酸の方が強い．一方，共役塩基はその逆となる．すなわち，塩基としての強度は $CH_3COO^- > HCOO^-$ となる．

(b) (1)

$C_6H_5COOH + H_2O \rightleftarrows C_6H_5COO^- + H_3O^+$

　酸(1)　塩基(2)　塩基(1)　酸(2)

(2) $[C_6H_5COOH] = 0.01$
$[H_3O^+] = \sqrt{K_a \times C}$
$= \sqrt{6.6 \times 10^{-5} \times 0.01} = 8.12 \times 10^{-4}$
$= [C_6H_5COO^-]$
$[OH^-] = \dfrac{10^{-14}}{8.12 \times 10^{-4}} = 1.23 \times 10^{-11}\,\text{mol/L}$

(3) $\text{pH} = -\log(8.12 \times 10^{-4}) = 4 - \log 8.12 = 4 - 0.91$
$= 3.09$

(4) $\alpha = \sqrt{\dfrac{K_a}{C}} = \sqrt{\dfrac{6.6 \times 10^{-5}}{0.01}} = 8.12 \times 10^{-2}$

(5) 安息香酸の K_a (6.6×10^{-5}) > 酢酸の K_a (1.8×10^{-5}) より，酸としては安息香酸の方が強い．一方，共役塩基はその逆となるので，塩基としての強度は $C_6H_5COO^- < CH_3COO^-$ となる．

[6]

(1)
$$\text{COOH-COOH} + H_2O \xrightleftharpoons{K_{a1}} \text{COO}^--\text{COOH} + H_3O^+ \quad pK_{a1} = 1.04$$

$$\text{COO}^--\text{COOH} + H_2O \xrightleftharpoons{K_{a2}} \text{COO}^--\text{COO}^- + H_3O^+ \quad pK_{a2} = 3.82$$

pK_{a1} と pK_{a2} の差は,3.82 − 1.04 = 2.78 である.これを K_a に換算すると,$10^{2.78} = 10^2 \times 10^{0.3} \times 10^{0.48} = 2 \times 3 \times 10^2 (600 倍)$ の差となり,$K_{a1} \gg K_{a2}$ が成り立つので,第二段階の平衡は無視できる.

(2) $\sqrt{C} \gg \sqrt{K_a}$ が成り立たないが,$K_a \cdot C \gg K_w$ が成り立つ場合である.すなわち,

$$[H_3O^+] = \frac{-K_a + \sqrt{K_a^2 + 4K_a \cdot C}}{2} \text{ より計算できる.}$$

$$[H_3O^+] = \frac{-10^{-1.04} + \sqrt{(10^{-1.04})^2 + 4 \times 10^{-1.04} \times 0.05}}{2}$$

$$= \frac{-10^{-1.04} + \sqrt{10^{-2.08} + 2 \times 10^{-2.04}}}{2}$$

$$= \frac{-10^{-2} \times 10^{0.96} + \sqrt{10^{-3} \times 10^{0.92} + 2 \times 10^{-3} \times 10^{0.96}}}{2}$$

$$= \frac{-9.12 \times 10^{-2} + \sqrt{8.32 \times 10^{-3} + 2 \times 9.12 \times 10^{-3}}}{2}$$

$$= \frac{-9.12 \times 10^{-2} + \sqrt{2.66 \times 10^{-2}}}{2}$$

$$= \frac{-9.12 \times 10^{-2} + 1.63 \times 10^{-1}}{2} = 3.59 \times 10^{-2} \text{ mol/L}$$

$[(COOH)_2] \cong 0.05 \text{ mol/L}$

(3) $pH = -\log[H_3O^+] = -\log(3.59 \times 10^{-2}) = 2 - 0.555 = 1.45$

[7]

(1) 塩(電解質)であるから,水中では全てイオンとして存在する.強酸,強塩基を起源とするイオン(Na^+,K^+,Cl^- 等)は加水分解

を受けない．
(a) $HCOOK \rightarrow HCOO^- + K^+$
 $HCOO^- + H_2O \rightleftarrows HCOOH + OH^-$
(b) C$_6$H$_5$COONa $\longrightarrow$ C$_6$H$_5$COO$^-$ + Na$^+$

 C$_6$H$_5$COO$^-$ + H$_2$O $\longrightarrow$ C$_6$H$_5$COOH + OH$^-$
(c) $KCN \rightarrow K^+ + CN^-$
 $CN^- + H_2O \rightleftarrows HCN + OH^-$
(d) $EtNH_3Cl \rightarrow EtNH_3^+ + Cl^-$
 $EtNH_3^+ + H_2O \rightleftarrows EtNH_2 + H_3O^+$

(2) 共役酸，あるいは共役塩基として解離定数 (K_a, K_b) を計算すればよい．

(a) $K_b = \dfrac{K_w}{K_a} = \dfrac{1.0 \times 10^{-14}}{1.7 \times 10^{-4}} = 5.88 \times 10^{-11}$

(b) $K_b = \dfrac{K_w}{K_a} = \dfrac{1.0 \times 10^{-14}}{6.6 \times 10^{-5}} = 1.52 \times 10^{-10}$

(c) $K_b = \dfrac{K_w}{K_a} = \dfrac{1.0 \times 10^{-14}}{6.0 \times 10^{-10}} = 1.67 \times 10^{-5}$

(d) $K_a = \dfrac{K_w}{K_b} = \dfrac{1.0 \times 10^{-14}}{4.7 \times 10^{-4}} = 2.13 \times 10^{-11}$

(3) 弱酸，弱塩基の pH の求め方と同じである．

(a) $[OH^-] = \sqrt{K_b \times C} = \sqrt{5.88 \times 10^{-11} \times 0.01} = 7.67 \times 10^{-7}$
 $pOH = 7 - \log 7.67 = 7 - 0.88 = 6.12$
 $pH = 14 - 6.12 = 7.88$

(b) $[OH^-] = \sqrt{K_b \times C} = \sqrt{1.52 \times 10^{-10} \times 0.05} = 2.76 \times 10^{-6}$
 $pOH = 6 - \log 2.76 = 6 - 0.44 = 5.56$
 $pH = 14 - 5.56 = 8.44$

(c) $[OH^-] = \sqrt{K_b \times C} = \sqrt{1.67 \times 10^{-5} \times 0.02} = 5.78 \times 10^{-4}$
pOH $= 4 - \log 5.78 = 4 - 0.76 = 3.24$
pH $= 14 - 3.24 = 10.76$

(d) $[H_3O^+] = \sqrt{K_a \times C} = \sqrt{2.13 \times 10^{-11} \times 0.01} = 4.62 \times 10^{-7}$
pH $= 7 - \log 4.62 = 7 - 0.66 = 6.34$
pOH $= 14 - 6.34 = 7.66$

〔8〕 炭酸(H_2CO_3)は二塩基酸であり,水溶液中で次のように電離する.

$H_2CO_3 + H_2O \rightleftarrows H_3O^+ + HCO_3^-$ 　　　pK_{a1} = 6.46
$HCO_3^- + H_2O \rightleftarrows H_3O^+ + CO_3^{2-}$ 　　　pK_{a2} = 10.25

$K_{a1} \gg K_{a2}$ であるため第二段階の電離平衡は無視できるので,一塩基酸水溶液のpHを求める次式で計算できる.

$$\text{pH} = \frac{1}{2}\text{p}K_{a1} - \frac{1}{2}\log C = \frac{6.46}{2} - \frac{\log(1.5 \times 10^{-5})}{2}$$
$$= 3.23 - \frac{-5 + 0.18}{2}$$
$$= 3.23 + 2.41 = 5.64$$

〔9〕 塩基解離定数は,次式で表される.

$$K_b = \frac{[BH^+][OH^-]}{[B]} \tag{1}$$

ここで,$[BH^+] = [OH^-]$であるから,式(1)は $K_b = \frac{[OH^-]^2}{[B]}$ となり,

$$[OH^-] = \sqrt{K_b \cdot [B]} \tag{2}$$

で表すことができる.さらに水のイオン積を用いて次のように変形する.

$$[H_3O^+] = \frac{K_w}{[OH^-]} = \frac{K_w}{\sqrt{K_b \cdot [B]}} \tag{3}$$

式(3)の両辺の逆数の対数をとると,

$$-\log[H_3O^+] = -\log K_w + \frac{1}{2}\log K_b + \frac{1}{2}\log[B] \tag{4}$$

が得られ,式(4)にそれぞれの値を代入すればよい.

$$\mathrm{pH} = 14 + \frac{1}{2}\log(5\times 10^{-5}) + \frac{1}{2}\log 10^{-3} = 14 - \frac{5-0.7}{2} - \frac{3}{2} = 10.35$$

〔10〕 弱酸と強塩基からなる酢酸ナトリウムは水溶液中で次のように電離し，OH^- を遊離するため溶液は塩基性である．

$CH_3COONa \rightarrow CH_3COO^- + Na^+$

$CH_3COO^- + H_2O \rightleftarrows CH_3COOH + OH^-$

したがって，CH_3COO^- を酢酸の共役塩基として計算すればよい．

$$K_b = \frac{[CH_3COOH][OH^-]}{[CH_3COO^-]} \tag{1}$$

$$K_a = \frac{K_w}{K_b} = \frac{[H_3O^+][CH_3COO^-]}{[CH_3COOH]} \tag{2}$$

ここで，電荷収支の条件より，$[H_3O^+] + [CH_3COOH] = [OH^-]$ であるが，塩基の溶液であるから $[OH^-] \gg [H_3O^+]$ となり，

$$[CH_3COOH] = [OH^-] \tag{3}$$

が得られる．

一方，質量収支より，$[CH_3COO^-] + [CH_3COOH] = C \tag{4}$

CH_3COO^- は弱塩基なので，$C \gg [OH^-]$ と仮定すると

$$[CH_3COO^-] = C \tag{5}$$

水のイオン積より，$[OH^-] = \dfrac{K_w}{[H_3O^+]} \tag{6}$

これらを式(2)に代入すると，

$$K_a = \frac{[H_3O^+]\cdot C}{[OH^-]} = \frac{[H_3O^+]\cdot C}{K_w/[H_3O^+]} = \frac{[H_3O^+]^2 \cdot C}{K_w} \tag{7}$$

両辺の対数をとり，整理すると

$\log K_a = \log[H_3O^+]^2 + \log C - \log K_w$

$-2\log[H_3O^+] = -\log K_a - \log K_w + \log C$

が得られるので，それぞれの値を代入すればよい．

$$\mathrm{pH} = \frac{1}{2}(-\log K_a - \log K_w + \log C)$$

$$= \frac{1}{2} \left[-\log(2.5 \times 10^{-5}) + 14 + \log 0.1 \right]$$
$$= \frac{1}{2} (4.6 + 14 - 1)$$
$$= 8.8$$

2-4 緩衝液のpH

pas à pas

　弱酸と共役塩基あるいは弱塩基と共役酸の混合溶液を**緩衝液**という．例えば，酢酸と酢酸ナトリウム（酢酸イオン）など弱酸HAとその塩A^-の混合溶液中では以下の化学平衡が共に成り立つ．

$$HA + H_2O \rightleftarrows H_3O^+ + A^- \qquad K_a = \frac{[H_3O^+][A^-]}{[HA]} \qquad (1)$$

$$A^- + H_2O \rightleftarrows HA + OH^- \qquad K_b = \frac{[HA][OH^-]}{[A^-]} \qquad (2)$$

ここで，[HA]は弱酸の濃度，$[A^-]$は共役塩基（塩）の濃度となるので，$[H_3O^+]$と$[OH^-]$が計算できる．また，どちらかの解離定数（ここでは式(1)）の逆数の対数をとり変換すると

$$-\log K_a = -\log \frac{[H_3O^+][A^-]}{[HA]} \qquad (3)$$

$$pK_a = pH - \log \frac{[A^-]}{[HA]} \qquad (4)$$

$$pH = pK_a + \log \frac{[A^-]}{[HA]} \qquad (5)$$

が得られる．ここでも[HA]は弱酸の濃度，$[A^-]$は共役塩基（塩）の濃度となるので，混合溶液のpHが容易に計算できる．

　式(5)はHenderson-Hasselbalchの式とよばれ，任意のpHを有する緩衝液の調製や，あるpHで溶解している弱酸性薬物の解離状況を知るときに用いられる．

問題 1

0.5 mol/L 酢酸水溶液 100 mL と 0.5 mol/L 酢酸ナトリウム水溶液 100 mL を混合して得られる緩衝液について，次の各問に答えなさい．ただし，酢酸の $K_a = 1.8 \times 10^{-5}$，$\log 1.8 = 0.26$，$\log 1.02 = 0.009$ とする．

(1) 溶液の pH を求めなさい．
(2) この溶液に酸あるいは塩基が加えられたときの緩衝作用を化学式で示しなさい．
(3) 0.5 mmol の NaOH を加えた時の pH 変化はいくらか．ただし，体積変化は無視できるものとする．

解答・解説

(1) 混合溶液中の酢酸および酢酸イオンの濃度は

$$[CH_3COOH] = \frac{0.5 \text{ (mol/L)} \times 100 \text{ (mL)}}{100 \text{ (mL)} + 100 \text{ (mL)}} = 0.25 \text{ mol/L}$$

$$[CH_3COO^-] = \frac{0.5 \text{ (mol/L)} \times 100 \text{ (mL)}}{100 \text{ (mL)} + 100 \text{ (mL)}} = 0.25 \text{ mol/L}$$

となる．酢酸の pK_a は

$$pK_a = -\log (1.8 \times 10^{-5}) = 5 - \log 1.8 = 5 - 0.26 = 4.74$$

これらの値を p99 の式(5)に代入すると

$$pH = pK_a + \log \frac{[CH_3COO^-]}{[CH_3COOH]} = 4.74 + \log \frac{0.25}{0.25}$$
$$= 4.74 + \log 1 = 4.74$$

となる．また，式(1)に代入して

$$K_a = \frac{[CH_3COO^-][H_3O^+]}{[CH_3COOH]} = \frac{0.25 \times [H_3O^+]}{0.25} = [H_3O^+]$$

から求めることもできる．

(2) 酸（H_3O^+）が添加された場合，

$$CH_3COO^- + H_3O^+ \rightarrow CH_3COOH + H_2O$$

塩基（OH^-）が添加された場合，

$$CH_3COOH + OH^- \rightarrow CH_3COO^- + H_2O$$

の反応が進行するので，$[H_3O^+]$ または $[OH^-]$ の変化はほとんどない．

(3) NaOH が添加された場合の化学反応式は，

$$CH_3COOH + NaOH \rightarrow CH_3COO^- + H_2O + Na^+$$

であり，酢酸濃度が減少して酢酸イオン濃度が増加することになる．その濃度変化は，添加した NaOH の量 (0.5 mmol) であるから

反応後の CH_3COOH の量 $= 0.5\,(mol/L) \times 100\,(mL) - 0.5\,(mmol)$
$= 49.5\,mmol$

反応後の CH_3COO^- の量 $= 0.5\,(mol/L) \times 100\,(mL) + 0.5\,(mmol)$
$= 50.5\,mmol$

であるから，それぞれの濃度は

$$[CH_3COOH] = \frac{49.5\,(mmol)}{200\,(mL)},\quad [CH_3COO^-] = \frac{50.5\,(mmol)}{200\,(mL)}$$

となり，これを式(5)に代入すると，

$$\begin{aligned}
pH &= 4.74 + \log\frac{50.5/200}{49.5/200} = 4.74 + \log\frac{50.5}{49.5} \\
&= 4.74 + \log 1.02 \\
&= 4.74 + 0.009 \\
&= 4.75
\end{aligned}$$

となる．したがって，pH は $4.75 - 4.74 = 0.01$ だけ増加する．

問題2

1.00 mol/L アンモニア水溶液 100 mL と 1.00 mol/L 塩化アンモニウム水溶液 100 mL を混合して得られる緩衝液について，次の各問に答えなさい．ただし，アンモニアの $K_b = 1.82 \times 10^{-5}$，$\log 1.82 = 0.26$，$\log 1.02 = 0.009$ とする．

(1) pH 及び pOH を求めなさい．
(2) この溶液に酸あるいは塩基が加えられたときの緩衝作用を化学式で示しなさい．
(3) 1.0 mmol の HCl を加えた時の pH 変化はいくらか．ただし，体積変化は無視できるものとする．

解答・解説

(1) 混合溶液中の化学平衡は

$$NH_3 + H_2O \rightleftarrows NH_4^+ + OH^-,\ NH_4^+ + H_2O \rightleftarrows NH_3 + H_3O^+$$

が共に成り立つので，

$$K_b = \frac{[NH_4^+][OH^-]}{[NH_3]},\ pOH = pK_b + \log\frac{[NH_4^+]}{[NH_3]} \tag{1}$$

$$K_a = \frac{[NH_3][H_3O^+]}{[NH_4^+]},\ pH = pK_a + \log\frac{[NH_3]}{[NH_4^+]} \tag{2}$$

により計算が可能である．
アンモニアおよびアンモニウムイオンの濃度は

$$[NH_3] = \frac{1.00\ (mol/L) \times 100\ (mL)}{100\ (mL) + 100\ (mL)} = 0.5\ mol/L$$

$$[NH_4^+] = \frac{1.00\ (mol/L) \times 100\ (mL)}{100\ (mL) + 100\ (mL)} = 0.5\ mol/L$$

であり，アンモニアの pK_b は

$$pK_b = -(\log 1.82 \times 10^{-5}) = 5 - \log 1.82 = 5 - 0.26 = 4.74$$

であるので，これらの値を上式(1)に代入すると，

$$\text{pOH} = \text{p}K_\text{b} + \log\frac{[\text{NH}_4^+]}{[\text{NH}_3]} = 4.74 + \log\frac{0.5}{0.5}$$
$$= 4.74 + \log 1 = 4.74$$

したがって，pH = 14 − pOH = 14 − 4.74 = 9.26 となる．
また，式(2)あるいは，K_b, K_a の式を用いてもよい．

(2) 酸（H_3O^+）が添加された場合は，$\text{NH}_3 + \text{H}_3\text{O}^+ \rightarrow \text{NH}_4^+ + \text{H}_2\text{O}$
塩基（OH^-）が添加された場合は，$\text{NH}_4^+ + \text{OH}^- \rightarrow \text{NH}_3 + \text{H}_2\text{O}$
の反応が進行するので，$[\text{H}_3\text{O}^+]$ または $[\text{OH}^-]$ の変化はほとんどない．

(3) HCl が添加された場合の化学反応式は，$\text{NH}_3 + \text{HCl} \rightarrow \text{NH}_4^+ + \text{Cl}^-$
であり，アンモニアが減少してアンモニウムイオンが増加することになる．その濃度変化は，添加した HCl の量（1.0 mmol）であるから，

反応後の NH_3 の量 = 1.00 (mol/L) × 100 (mL) − 1.0 (mmol)
= 99.0 mmol

反応後の NH_4^+ の量 = 1.00 (mol/L) × 100 (mL) + 1.0 (mmol)
= 101.0 mmol

となり，それぞれの濃度は，

$$[\text{NH}_3] = \frac{99.0\ (\text{mmol})}{200\ (\text{mL})},\quad [\text{NH}_4^+] = \frac{101.0\ (\text{mmol})}{200\ (\text{mL})}$$

である．これを式(1)に代入すると

$$\text{pOH} = 4.74 + \log\frac{101.0/200}{99.0/200} = 4.74 + \log\frac{101.0}{99.0}$$
$$= 4.74 + \log 1.02 = 4.74 + 0.009 = 4.75$$
$$\text{pH} = 14 − 4.75 = 9.25$$

となる．したがって，pH は 9.26 − 9.25 = 0.01 だけ減少する．

問題3

0.04 mol の Na_2HPO_4 と 0.02 mol の NaH_2PO_4 を含む緩衝液が 1 L ある．次の各問に答えなさい．ただし，25℃におけるリン酸の電離定数 K_a は，$pK_{a1} = 2.15$，$pK_{a2} = 7.20$，$pK_{a3} = 12.4$，$\log 1.86 = 0.27$ とする．
(1) リン酸の電離式を示しなさい．
(2) この溶液の pH を求めなさい．
(3) この溶液に 1.0 mol/L HCl 水溶液を 1.0 mL 加えた時の溶液の pH を求めなさい．ただし，体積変化はないものとする．

解答・解説

(1) H_3PO_4 は三塩基酸であり，次のように電離する．
$H_3PO_4 + H_2O \rightleftarrows H_3O^+ + H_2PO_4^-$
$H_2PO_4^- + H_2O \rightleftarrows H_3O^+ + HPO_4^{2-}$
$HPO_4^{2-} + H_2O \rightleftarrows H_3O^+ + PO_4^{3-}$

(2) Na_2HPO_4 と NaH_2PO_4 を水に溶かすと完全に電離して $H_2PO_4^-$ と HPO_4^{2-} が生じる．この両者の間には次式の平衡が成り立っている．
$$H_2PO_4^- + H_2O \rightleftarrows H_3O^+ + HPO_4^{2-}$$
これはリン酸の第2段階の電離平衡であり，$[H_3PO_4]$ と $[PO_4^{3-}]$ は無視できる．したがって，pH は Henderson-Hasselbalch の式で求められる．

$$pH = pK_a + \log \frac{[base]}{[acid]} = pK_{a2} + \log \frac{[HPO_4^{2-}]}{[H_2PO_4^-]}$$
$$= 7.20 + \log \frac{0.04}{0.02} = 7.20 + \log 2 = 7.20 + 0.30 = 7.50$$

(3) 1.0 mol/L HCl 水溶液を 1.0 mL 加えると，0.001 mol の H_3O^+ が増加するので平衡は右に傾き，$H_2PO_4^-$ が増加，HPO_4^{2-} が減少する．

$$\text{HPO}_4^{2-} + \text{H}_3\text{O}^+ \rightleftarrows \text{H}_2\text{PO}_4^- + \text{H}_2\text{O}$$

HCl 添加前　0.04　　　　　　　　0.02
HCl 添加後　(0.04 − 0.001)　　(0.02 + 0.001)

したがって，この時の pH は

$$\text{pH} = \text{p}K_{a2} + \log\frac{[\text{HPO}_4^{2-}]}{[\text{H}_2\text{PO}_4^-]} = 7.20 + \log\frac{0.039}{0.021}$$

$$= 7.20 + \log 1.86 = 7.20 + 0.27 = 7.47$$

となり，HCl を添加してもほとんど変化せず，緩衝作用が働いていることがわかる．

問題 4

ある弱酸 HA (pK_a = 4) について，以下の問に答えなさい．ただし，分子型 HA の溶解度は 0.02 mol/L とし，イオン型 (A^-) は全て溶解するものとする．また，$\log 3 = 0.48$ とする．

(1) HA を pH 5 の緩衝液に溶かしたときの分子型 (HA) とイオン型 (A^-) の濃度比はいくらか．
(2) pH 4 の緩衝液におけるイオン型の濃度はいくらになるか．
(3) pH 6 における総溶解度 (分子型 + イオン型) はいくらになるか．
(4) 0.2 mol/L の HA 溶液を調製するためには，pH をいくらにすればよいか．

解答 (1) [HA] : [A^-] = 1 : 10 　(3) 0.02 mol/L
　　　(3) 2.02 mol/L 　(4) 4.96

解説

弱酸性物質 HA の水溶液中での化学平衡は，

$$HA + H_2O \rightleftarrows A^- + H_3O^+$$

で示され，

$$K_a = \frac{[A^-][H_3O^+]}{[HA]}$$

より，両辺の逆数の対数をとり変換すると

$$pH = pK_a + \log \frac{[A^-]}{[HA]} \qquad (1)$$

が得られる．

(1) pH = 5, pK_a = 4 を式(1)に代入すると，

$$5 = 4 + \log \frac{[A^-]}{[HA]}, \ \log \frac{[A^-]}{[HA]} = 1 \quad \therefore \ \frac{[A^-]}{[HA]} = 10$$

したがって，[HA]：[A⁻] = 1：10

(2) pH = 4, pK_a = 4 を式(1)に代入すると，

$$4 = 4 + \log\frac{[A^-]}{[HA]}, \quad \log\frac{[A^-]}{[HA]} = 0 \quad \therefore \quad \frac{[A^-]}{[HA]} = 1$$

したがって，分子型 HA とイオン型 A⁻ の濃度は等しい．ここで，分子型 HA の溶解度は 0.02 mol/L であるから，イオン型濃度も 0.02 mol/L となる．

＊分子型の溶解度は pH によらず一定である．また，pH = pK_a のとき，分子型濃度とイオン型濃度は等しい．

(3) $6 = 4 + \log\frac{[A^-]}{[HA]}, \quad \log\frac{[A^-]}{[HA]} = 2 \quad \therefore \quad \frac{[A^-]}{[HA]} = 100$

すなわち，イオン型濃度は分子型の 100 倍である．したがって，弱酸 HA の pH = 6 における総溶解度 (S) は，S = [HA] + [A⁻] = 0.02 + 0.02 × 100 = 2.02 mol/L となる．

(4) pK_a = 4, [HA] = 0.02, [A⁻] = 0.2 − 0.02 = 0.18 を式(1)に代入すると

$$pH = 4 + \log\frac{0.18}{0.02} = 4 + \log 9 = 4 + 2\log 3 = 4 + 2 \times 0.48$$
$$= 4.96$$

演習問題

〔1〕 酢酸と酢酸ナトリウムがそれぞれ 0.2 mol/L と 0.4 mol/L となるように溶かした水溶液の pH を求めなさい．ただし，酢酸の K_a = 1.82×10^{-5}，$\log 1.82 = 0.26$ とする．

〔2〕 酢酸と酢酸ナトリウムを混合して pH 5.0 の緩衝液を調製するには，両者の濃度比をいくらにすればよいか計算しなさい．ただし，酢酸の pK_a = 4.7 とし，酢酸ナトリウムは完全に解離するものとする．

〔3〕 1.0 L 中にアンモニアを 0.5 mol と塩化アンモニウムを 1.0 mol を含む水溶液がある．この溶液の pH を求めなさい．ただし，アンモニアの K_b = 1.82×10^{-5}，$\log 2 = 0.30$，$\log 1.82 = 0.26$ とする．

〔4〕 ギ酸（pK_a = 3.75）とギ酸ナトリウムを成分とする緩衝液がある．ギ酸の濃度が 0.1 mol/L，ギ酸ナトリウムの濃度が 1.0 mol/L の場合，この緩衝液の pH を求めなさい．

〔5〕 0.2 mol/L 酢酸水溶液が 100 mL ある．以下の問に答えなさい．ただし，酢酸の pK_a = 4.76 とする．
 (1) この溶液に酢酸イオンを加えて得られる緩衝液の pH は以下の式で求められる．この式を導きなさい．
$$\mathrm{pH} = pK_a + \log \frac{[\mathrm{CH_3COO^-}]}{[\mathrm{CH_3COOH}]}$$
 (2) 0.2 mol/L 酢酸水溶液 100 mL を用いて pH 5.76 の緩衝液を調製するには，$\mathrm{CH_3COOK}$ の濃度が何 mol/L となるように加えればよいか計算しなさい．

〔6〕 次の問に答えなさい．ただし，$\log 2 = 0.30$ とする．
(1) ある弱酸 HA（$K_a = 8.0 \times 10^{-5}$）の 0.20 mol/L 水溶液の pH を計算しなさい．
(2) (1)の溶液と 0.20 mol/L 水酸化ナトリウム水溶液を 2：1 の割合で混合したときに得られる溶液の pH を計算しなさい．

(第 89 回薬剤師国家試験問題)

〔7〕 0.05 mol/L 酢酸水溶液と 0.05 mol/L 酢酸ナトリウム水溶液を容積比 1：4 の割合で混合したときに得られる水溶液の pH を求めなさい．ただし，酢酸の $pK_a = 4.5$，$\log 2 = 0.30$，$\log 3 = 0.48$，$\log 7 = 0.85$ とする．

(第 86 回薬剤師国家試験問題)

〔8〕 0.10 mol/L リン酸 400 mL と 0.20 mol/L 水酸化ナトリウム 300 mL を混合した水溶液の 25℃における pH を求めなさい．ただし，リン酸の $pK_{a1} = 2.12$，$pK_{a2} = 7.21$，$pK_{a3} = 12.32$ とする．また，$\log 2 = 0.30$，$\log 3 = 0.48$ とする．

(第 98 回薬剤師国家試験問題)

演習問題・解答

〔1〕

$$K_a = \frac{[\mathrm{CH_3COO^-}][\mathrm{H_3O^+}]}{[\mathrm{CH_3COOH}]} = \frac{0.4}{0.2} \times [\mathrm{H_3O^+}], \quad \therefore [\mathrm{H_3O^+}] = \frac{K_a}{2}$$

$$\mathrm{pH} = \mathrm{p}K_a + \log 2 = 5 - \log 1.82 + \log 2 = 5 - 0.26 + 0.30$$
$$= 5.04$$

〔2〕

$$\mathrm{pH} = \mathrm{p}K_a + \log \frac{[\mathrm{CH_3COO^-}]}{[\mathrm{CH_3COOH}]} \text{ より},$$

$$5.0 = 4.7 + \log \frac{[\mathrm{CH_3COO^-}]}{[\mathrm{CH_3COOH}]} \quad \therefore \log \frac{[\mathrm{CH_3COO^-}]}{[\mathrm{CH_3COOH}]} = 0.3$$
$$= \log 2$$

したがって,

$$\frac{[\mathrm{CH_3COO^-}]}{[\mathrm{CH_3COOH}]} = 2 \text{ すなわち, } [\mathrm{CH_3COOH}] : [\mathrm{CH_3COO^-}] = 1 : 2$$

となる.

〔3〕

アンモニアの $\mathrm{p}K_b$ を求めると, $\mathrm{p}K_b = -\log K_b = -\log(1.82 \times 10^{-5}) = 5 - 0.26 = 4.74$ である.

$\mathrm{pOH} = \mathrm{p}K_b + \log \frac{[\mathrm{NH_4^+}]}{[\mathrm{NH_3}]}$ にそれぞれの値を代入すると,

$$\mathrm{pOH} = 4.74 + \log \frac{1.0}{0.5} = 4.74 + \log 2 = 5.04$$

$\therefore \mathrm{pH} = 14 - 5.04 = 8.96$ が得られる.

〔4〕

$$\mathrm{pH} = \mathrm{p}K_a + \log \frac{[\mathrm{HCOO^-}]}{[\mathrm{HCOOH}]} \text{ より, } \mathrm{pH} = 3.75 + \log \frac{1.0}{0.1}$$
$$= 3.75 + \log 10 = 4.75$$

2-4 緩衝液の pH

〔5〕
(1) 溶液中の化学平衡は, $CH_3COOH + H_2O \rightleftarrows CH_3COO^- + H_3O^+$ が成り立つ.

したがって, $K_a = \dfrac{[CH_3COO^-][H_3O^+]}{[CH_3COOH]}$ より, 両辺の逆数の対数をとると

$$-\log K_a = -\log\left(\dfrac{[CH_3COO^-]}{[CH_3COOH]} \times [H_3O^+]\right)$$

$$= -\log \dfrac{[CH_3COO^-]}{[CH_3COOH]} - \log[H_3O^+]$$

すなわち, $pK_a = pH - \log\dfrac{[CH_3COO^-]}{[CH_3COOH]}$

$$\therefore pH = pK_a + \log\dfrac{[CH_3COO^-]}{[CH_3COOH]}$$

(2) 上式に代入して,

$$5.76 = 4.76 + \log\dfrac{[CH_3COO^-]}{0.2}, \quad \log\dfrac{[CH_3COO^-]}{0.2} = 1$$

$$\dfrac{[CH_3COO^-]}{0.2} = 10 \text{ となる.}$$

すなわち, CH_3COOK ($= CH_3COO^-$) の濃度が 2.0 mol/L となるように加える.

〔6〕
(1) $pH = -\log(\sqrt{8.0 \times 10^{-5} \times 0.2}) = -\log(\sqrt{16 \times 10^{-6}})$
   $= -\log(4 \times 10^{-3}) = 3 - 0.6 = 2.4$

(2) 0.2 mol/L HA 水溶液 $2V$ mL と 0.2 mol/L NaOH V mL (2:1 の比) を混合すると

	HA	+	NaOH	→	NaA (= A$^-$)	+ H$_2$O
反応前	0.2 mol/L × $2V$ mL = 0.4 V mmol		0.2 mol/L × V mL = 0.2 V mmol		0	
反応後	0.2 V mmol		0 V mmol		0.2 mol/L × V mL = 0.2 V mmol	

となり，A^- を生じ，最終的に溶液中には HA $0.2V$ mmol と A^- が $0.2V$ mmol 存在する．すなわち，HA の半分が NaOH 全量と反応して A^- に変化したので，$[HA]:[A^-] = 1:1$ となる．

$$\therefore \text{pH} = \text{p}K_\text{a} + \log\frac{[A^-]}{[HA]} = -\log(8.0\times 10^{-5}) + \log 1$$
$$= 5 - 3\log 2 = 5 - 0.9 = 4.1$$

[7] Henderson-Hasselbalch の式を用いて計算する．

$$\text{pH} = \text{p}K_\text{a} + \log\frac{[\text{base}]}{[\text{acid}]} = \text{p}K_\text{a} + \log\frac{[\text{CH}_3\text{COO}^-]}{[\text{CH}_3\text{COOH}]}$$
$$= 4.5 + \log\frac{0.05\times 4/5}{0.05\times 1/5} = 4.5 + \log 4 = 5.1$$

[8] リン酸（H_3PO_4）は三塩基酸であり，次のように電離する．

$H_3PO_4 + H_2O \rightleftarrows H_3O^+ + H_2PO_4^-$ $\text{p}K_{a1} = 2.12$
$H_2PO_4^- + H_2O \rightleftarrows H_3O^+ + HPO_4^{2-}$ $\text{p}K_{a2} = 7.21$
$HPO_4^{2-} + H_2O \rightleftarrows H_3O^+ + PO_4^{3-}$ $\text{p}K_{a3} = 12.32$

0.10 mol/L リン酸 400 mL と 0.20 mol/L 水酸化ナトリウム 300 mL を混合すると，次の反応が進行する．

	H_3PO_4	+ NaOH	$\rightleftarrows$	H_2O	+ $H_2PO_4^-$
反応前（mol）	0.04	0.06			0
反応後（mol）	0	0.02			0.04

さらに，溶液中には NaOH が残存しているので，$H_2PO_4^-$ と NaOH が反応する．

	$H_2PO_4^-$	+ NaOH	$\rightleftarrows$	H_2O	+ HPO_4^{2-}
反応前（mol）	0.04	0.02			0
反応後（mol）	0.02	0			0.02

すなわち，0.10 mol/L リン酸 400 mL と 0.20 mol/L 水酸化ナトリウム 300 mL を混合すると，リン酸の解離は第2段階まで進行し，

700 mL の溶液中に 0.02 mol の $H_2PO_4^-$ と 0.02 mol の HPO_4^{2-} が存在する緩衝液となる．この緩衝液の pH は，Henderson-Hasselbalch の式を用いて計算できる．

$$\mathrm{pH} = \mathrm{p}K_a + \log\frac{[\text{base}]}{[\text{acid}]} = \mathrm{p}K_{a2} + \log\frac{[HPO_4^{2-}]}{[H_2PO_4^-]}$$
$$= 7.21 + \log\frac{0.02}{0.02} = 7.21$$

2-5 沈殿平衡

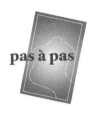
pas à pas

　難溶性塩 AB は溶液中ではほとんど溶けず，実質上溶解した塩は全て電離したイオン A^+，B^- として存在するとみなすことができる．すなわち，難溶性塩の**溶解度** S（mol/L）はイオン化した量と考えることができる．一般に，難溶性塩 A_mB_n の溶解平衡は

$$A_mB_n \rightleftarrows mA^{n+} + nB^{m-}$$

で表され，その平衡定数 K は

$$K = \frac{[A^{n+}]^m[B^{m-}]^n}{[A_mB_n]}$$

で表される．ここで，固体 $[A_mB_n]$ の濃度は一定と見なすことができるので

$$K[A_mB_n] = [A^{n+}]^m[B^{m-}]^n = K_{sp}$$

が成立する．K_{sp} を**溶解度積**といい，温度が一定なら物質に固有の定数である．溶解度積は飽和溶液中に存在する A^{n+} と B^{m-} の濃度の積あるいは溶解度 S（mol/L）の積で表すことができ，逆に溶解度 S は溶解度積 K_{sp} より計算することができる（表 1 参照）．

　さらに，K_{sp} の値より難溶性塩溶液の沈殿状況を知ることができる．

　　$K_{sp} <$ イオン積の場合……イオン積が K_{sp} になるまで沈殿が生じる．
　　$K_{sp} =$ イオン積の場合……飽和だが沈殿は生じない．
　　$K_{sp} >$ イオン積の場合……沈殿は生じない．

例えば，AgCl の飽和溶液中（このとき $K_{sp} = [Ag^+][Cl^-]$）に NaCl を加えると，$[Ag^+]$ に変化はないが，$[Cl^-]$ が増加することになるので，$[Ag^+][Cl^-] > K_{sp}$ となり，余剰分が沈殿として析出する．これを**共通イオン効果**（common ion effect）という．

2-5 沈殿平衡

表1 難溶性塩の型と溶解度積 K_{sp} および溶解度 S (mol/L) との関係

難溶性塩	イオン積による K_{sp}	溶解度による K_{sp}	溶解度 S
AB	$[A^+][B^-]$	S^2	$\sqrt{K_{sp}}$
A_2B	$[A^+]^2[B^{2-}]$	$4S^3$	$\sqrt[3]{K_{sp}/4}$
A_3B	$[A^+]^3[B^{3-}]$	$27S^4$	$\sqrt[4]{K_{sp}/27}$
A_2B_3	$[A^{3+}]^2[B^{2-}]^3$	$108S^5$	$\sqrt[5]{K_{sp}/108}$
A_mB_n	$[A^{n+}]^m[B^{m-}]^n$	$(mS)^m(nS)^n = m^m n^n S^{n+m}$	$\sqrt[n+m]{K_{sp}/m^m n^n}$

問題 1

次の難溶性塩の化学平衡式を示し,溶解度積 K_{sp} を求めなさい.
(1) AgCl　 $(S = 1 \times 10^{-5}\,\mathrm{mol/L})$
(2) AgBr　 $(S = 5 \times 10^{-7}\,\mathrm{mol/L})$
(3) Ag_2CO_3　 $(S = 3 \times 10^{-4}\,\mathrm{mol/L})$
(4) $Al(OH)_3$　 $(S = 4 \times 10^{-9}\,\mathrm{mol/L})$
(5) Ag_2CrO_4　 $(S = 8 \times 10^{-5}\,\mathrm{mol/L})$

解答　(1) $AgCl \rightleftarrows Ag^+ + Cl^-$ より,
　　　$[Ag^+] = [Cl^-] = S$
　　　$\therefore K_{sp} = [Ag^+][Cl^-] = S^2 = (1 \times 10^{-5})^2 = 1 \times 10^{-10}$
(2) $AgBr \rightleftarrows Ag^+ + Br^-$ より,
　　　$[Ag^+] = [Br^-] = S$
　　　$\therefore K_{sp} = [Ag^+][Br^-] = S^2 = (5 \times 10^{-7})^2$
　　　　　$= 2.5 \times 10^{-13}$
(3) $Ag_2CO_3 \rightleftarrows 2\,Ag^+ + CO_3^{2-}$ より,
　　　$[Ag^+] = 2 \times S,\ [CO_3^{2-}] = S$
　　　$\therefore K_{sp} = [Ag^+]^2[CO_3^{2-}] = 4S^2 \times S$
　　　　　$= 4 \times (3 \times 10^{-4})^3 = 1.08 \times 10^{-10}$
(4) $Al(OH)_3 \rightleftarrows Al^{3+} + 3\,OH^-$ より,
　　　$[Al^{3+}] = S,\ [OH^-] = 3 \times S$
　　　$\therefore K_{sp} = [Al^{3+}][OH^-]^3 = S \times (3S)^3$
　　　　　$= 27 \times (4 \times 10^{-9})^4 = 6.91 \times 10^{-33}$
(5) $Ag_2CrO_4 \rightleftarrows 2\,Ag^+ + CrO_4^{2-}$ より,
　　　$[Ag^+] = 2S,\ [CrO_4^{2-}] = S$
　　　$\therefore K_{sp} = [Ag^+]^2[CrO_4^{2-}] = (2S)^2 \times S$
　　　　　$= 4 \times (8 \times 10^{-5})^3 = 2.05 \times 10^{-12}$

2-5 沈殿平衡

問題2

次の難溶性塩の化学平衡式を示し，溶解度 S (mol/L) を求めなさい．ただし，$\log 2.5 = 0.40$，$\log 3.16 = 0.50$ とする．
(1) AgCl　$(K_{sp} = 1 \times 10^{-10})$
(2) AgBr　$(K_{sp} = 2 \times 10^{-13})$
(3) AgI　$(K_{sp} = 1 \times 10^{-16})$
(4) $BaSO_4$　$(K_{sp} = 1 \times 10^{-10})$
(5) Ag_2CrO_4　$(K_{sp} = 4 \times 10^{-12})$
(6) Ag_2S　$(K_{sp} = 1 \times 10^{-46})$

解答　(1) $AgCl \rightleftarrows Ag^+ + Cl^-$ より，
$[Ag^+] = [Cl^-] = S$，$K_{sp} = S^2 = 1 \times 10^{-10}$，
$S = \sqrt{1 \times 10^{-10}} = 1 \times 10^{-5}$

(2) $AgBr \rightleftarrows Ag^+ + Br^-$ より，
$[Ag^+] = [Br^-] = S$，$K_{sp} = S^2 = 2 \times 10^{-13}$，
$S = \sqrt{2 \times 10^{-13}} = 4.47 \times 10^{-7}$

(3) $AgI \rightleftarrows Ag^+ + I^-$ より，
$[Ag^+] = [I^-] = S$，$K_{sp} = S^2 = 1 \times 10^{-16}$，
$S = \sqrt{1 \times 10^{-16}} = 1 \times 10^{-8}$

(4) $BaSO_4 \rightleftarrows Ba^{2+} + SO_4^{2-}$ より，
$[Ba^{2+}] = [SO_4^{2-}] = S$，$K_{sp} = S^2 = 1 \times 10^{-10}$，
$S = \sqrt{1 \times 10^{-10}} = 1 \times 10^{-5}$

(5) $Ag_2CrO_4 \rightleftarrows 2\,Ag^+ + CrO_4^{2-}$ より，
$[Ag^+] = 2\,S$，$[CrO_4^{2-}] = S$，
$K_{sp} = [Ag^+]^2[CrO_4^{2-}] = 4S^3 = 4 \times 10^{-12}$，
$S^3 = 1 \times 10^{-12}$，$S = 1 \times 10^{-4}$

(6) $Ag_2S \rightleftarrows 2\,Ag^+ + S^{2-}$ より，

$[\mathrm{Ag^+}] = 2S$, $[\mathrm{S^{2-}}] = S$,
$K_{\mathrm{sp}} = [\mathrm{Ag^+}]^2[\mathrm{S^{2-}}] = 4S^3 = 1 \times 10^{-46}$,
$S^3 = 2.5 \times 10^{-47}$
ここで,両辺の対数をとると,
$\log S^3 = \log(2.5 \times 10^{-47})$, $3\log S = \log(2.5 \times 10^{-47})$
$$\log S = \frac{\log(2.5 \times 10^{-47})}{3} = \frac{\log 2.5 - 47}{3}$$
$$= \frac{0.40 - 47}{3} = -15.5 = -16 + 0.5$$
$$= \log 10^{-16} + \log 3.16 = \log(3.16 \times 10^{-16})$$
$S = 3.2 \times 10^{-16}$

2-5 沈殿平衡

問題3

次の混合溶液に硝酸銀溶液を滴下するとき，初めに生ずる沈殿は何か．ただし，AgCl, AgBr, AgI の K_{sp} をそれぞれ 1×10^{-10}, 1×10^{-12}, 1×10^{-16} とする．

(1) 10^{-3} mol/L NaCl と 10^{-3} mol/L NaBr の等量混合溶液
(2) 10^{-3} mol/L NaCl と 10^{-4} mol/L NaBr の等量混合溶液
(3) 10^{-3} mol/L NaBr と 10^{-5} mol/L NaI の等量混合溶液
(4) 10^{-3} mol/L NaBr と 10^{-7} mol/L NaI の等量混合溶液

解答・解説

同じイオンと反応する2種以上のイオンが共存するとき，その沈殿の溶解度積の差を利用してこれらを別々に沈殿させて分離することを分別沈殿という．溶解度積の小さい物質から順に沈殿する．ただし，これは理論上のことであり，金属イオンの種類やpHにも関係する．

(1) 沈殿生成の化学反応式と沈殿平衡は，
　　NaCl + AgNO$_3$ → NaNO$_3$ + AgCl（↓）
　　AgCl $\rightleftarrows$ Ag$^+$ + Cl$^-$　$K_{sp} = 1 \times 10^{-10}$
　　NaBr + AgNO$_3$ → NaNO$_3$ + AgBr（↓）
　　AgBr $\rightleftarrows$ Ag$^+$ + Br$^-$　$K_{sp} = 1 \times 10^{-12}$
である．ここで，等量混合するからNaCl, NaBrの濃度は半分となり，[Cl$^-$] = 5×10^{-4} mol/L，[Br$^-$] = 5×10^{-4} mol/L となる．
[Ag$^+$][Cl$^-$] = [Ag$^+$] $\times$ 5×10^{-4} = 1×10^{-10} より，[Ag$^+$] = 2×10^{-7} mol/L 以上となれば沈殿が生成，[Ag$^+$][Br$^-$] = [Ag$^+$] $\times$ 5×10^{-4} = 1×10^{-12} より，[Ag$^+$] = 2×10^{-9} mol/L 以上となれば沈殿が生成する．したがって，先に AgBr の沈殿が生成する．

(2) 沈殿生成の化学反応式と沈殿平衡は(1)と同じである．ここで，等量混合するからNaCl, NaBrの濃度は半分となり，それぞれ [Cl$^-$]

$= 5 \times 10^{-4}$ mol/L, $[Br^-] = 5 \times 10^{-5}$ mol/L となる.
$[Ag^+][Cl^-] = [Ag^+] \times 5 \times 10^{-4} = 1 \times 10^{-10}$ より, $[Ag^+] = 2 \times 10^{-7}$ mol/L 以上となれば沈殿が生成, $[Ag^+][Br^-] = [Ag^+] \times 5 \times 10^{-5} = 1 \times 10^{-12}$ より, $[Ag^+] = 2 \times 10^{-8}$ mol/L 以上となれば沈殿が生成する. したがって, 先に AgBr の沈殿が生成する.

(3) 沈殿生成の化学反応式と沈殿平衡は,
$NaBr + AgNO_3 \rightarrow NaNO_3 + AgBr\ (\downarrow)$
$AgBr \rightleftarrows Ag^+ + Br^- \quad K_{sp} = 1 \times 10^{-12}$
$NaI + AgNO_3 \rightarrow NaNO_3 + AgI\ (\downarrow)$
$AgI \rightleftarrows Ag^+ + I^- \quad K_{sp} = 1 \times 10^{-16}$
である. ここで, 等量混合するから NaBr, NaI の濃度は半分となり, $[Br^-] = 5 \times 10^{-4}$ mol/L, $[I^-] = 5 \times 10^{-6}$ mol/L となる.
$[Ag^+][Br^-] = [Ag^+] \times 5 \times 10^{-4} = 1 \times 10^{-12}$ より, $[Ag^+] = 2 \times 10^{-9}$ mol/L 以上となれば沈殿が生成, $[Ag^+][I^-] = [Ag^+] \times 5 \times 10^{-6} = 1 \times 10^{-16}$ より, $[Ag^+] = 2 \times 10^{-11}$ mol/L 以上となれば沈殿が生成する. したがって, 先に AgI の沈殿が生成する.

(4) 沈殿生成の化学反応式と沈殿平衡は(3)と同様である. ここで, 等量混合するから NaBr, NaI の濃度は半分となり, $[Br^-] = 5 \times 10^{-4}$ mol/L, $[I^-] = 5 \times 10^{-8}$ mol/L である.
$[Ag^+][Br^-] = [Ag^+] \times 5 \times 10^{-4} = 1 \times 10^{-12}$ より, $[Ag^+] = 2 \times 10^{-9}$ mol/L 以上となれば沈殿が生成, $[Ag^+][I^-] = [Ag^+] \times 5 \times 10^{-8} = 1 \times 10^{-16}$ より, $[Ag^+] = 2 \times 10^{-9}$ mol/L 以上となれば沈殿が生成する. したがって, AgBr と AgI の沈殿が同時に生成する.

演 習 問 題

[1] 次の難溶性塩の溶解度を S (mol/L) として，次の各問に答えよ．
 (a) AgCN (b) $Cd(OH)_2$ (c) Fe_2S_3
 (d) $Cr(OH)_3$ (e) Ag_2CO_3
(1) 化学平衡式を示し，各イオンの濃度を S で表しなさい．
(2) 溶解度積をイオン積で表しなさい．
(3) 溶解度積を溶解度 S を用いて表しなさい．

[2] 次の説明より溶解度積 K_{sp} を求めなさい．
(1) 硫酸バリウムの溶解度は 1×10^{-5} mol/L であった．
(2) 硫酸鉛 ($PbSO_4$ = 303) の溶解度は 0.042 g/L であった．
(3) 臭化銀 (AgBr = 188) の溶解度は 1.18 mg/L であった．
(4) クロム酸銀 (Ag_2CrO_4 = 332) の溶解度は 2.63 mg/100 mL であった．

[3] 次の説明より溶解度 S を求めなさい．
(1) 塩化銀の溶解度積は 1×10^{-10} であった．
(2) チオシアン酸銀の溶解度積は 1×10^{-12} であった．
(3) 炭酸カルシウムの溶解度積は 1×10^{-8} であった．
(4) 水酸化第一鉄の溶解度積は 8×10^{-15} であった．

[4] ある難溶性塩 MX_2（分子量 500）は，水中で解離し，次式のような平衡状態にある．

$$(MX_2)_{solid} \rightleftarrows M^{2+} + 2X^-$$

MX_2 は水 1.0 L に最大 1.0 mg 溶解した．その場合の溶解度と溶解度積を求めなさい．

（第 90 回薬剤師国家試験問題）

〔5〕 純水中および 4.0×10^{-3} mol/L K_2CrO_4 水溶液中におけるクロム酸銀 Ag_2CrO_4 の溶解度を求めなさい。ただし，Ag_2CrO_4 の溶解度積は 4×10^{-12} $(mol/L)^3$，$\sqrt{10} = 3.2$ とする．

(第 95 回薬剤師国家試験問題)

演習問題・解答

[1]

(1) (a) $AgCN \rightleftarrows Ag^+ + CN^-$ $[Ag^+] = [CN^-] = S$
   (b) $Cd(OH)_2 \rightleftarrows Cd^{2+} + 2\,OH^-$ $[Cd^{2+}] = S,\ [OH^-] = 2S$
   (c) $Fe_2S_3 \rightleftarrows 2\,Fe^{3+} + 3\,S^{2-}$ $[Fe^{3+}] = 2S,\ [S^{2-}] = 3S$
   (d) $Cr(OH)_3 \rightleftarrows Cr^{3+} + 3\,OH^-$ $[Cr^{3+}] = S,\ [OH^-] = 3S$
   (e) $Ag_2CO_3 \rightleftarrows 2\,Ag^+ + CO_3^{2-}$ $[Ag^+] = 2S,\ [CO_3^{2-}] = S$

(2), (3) (a) $K_{sp} = [Ag^+][CN^-] = S \times S = S^2$
      (b) $K_{sp} = [Cd^{2+}][OH^-]^2 = S \times (2S)^2 = 4S^3$
      (c) $K_{sp} = [Fe^{3+}]^2[S^{2-}]^3 = (2S)^2 \times (3S)^3 = 108\,S^5$
      (d) $K_{sp} = [Cr^{3+}][OH^-]^3 = S \times (3S)^3 = 27\,S^4$
      (e) $K_{sp} = [Ag^+]^2[CO_3^{2-}] = (2S)^2 \times S = 4S^3$

[2]

(1) $BaSO_4 \rightleftarrows Ba^{2+} + SO_4^{2-}$ より, $[Ba^{2+}] = [SO_4^{2-}] = S = 1 \times 10^{-5}$ (mol/L)

    $\therefore\ K_{sp} = [Ba^{2+}][SO_4^{2-}] = S^2 = (1 \times 10^{-5})^2 = 1 \times 10^{-10}$

(2) $PbSO_4 \rightleftarrows Pb^{2+} + SO_4^{2-}$ より,

    $[Pb^{2+}] = [SO_4^{2-}] = S = \dfrac{0.042\ (g/L)}{303\ (g/mol)} = 1.4 \times 10^{-4}$ (mol/L)

    $\therefore\ K_{sp} = [Pb^{2+}][SO_4^{2-}] = S^2 = (1.4 \times 10^{-4})^2$
            $= 1.9 \times 10^{-8}$

(3) $AgBr \rightleftarrows Ag^+ + Br^-$ より,

    $[Ag^+] = [Br^-] = S = \dfrac{1.18 \times 10^{-3}\ (g/L)}{188\ (g/mol)} = 6.28 \times 10^{-6}$ (mol/L)

    $\therefore\ K_{sp} = [Ag^+][Br^-] = S^2 = (6.28 \times 10^{-6})^2$
            $= 3.9 \times 10^{-11}$

(4) $Ag_2CrO_4 \rightleftarrows 2\,Ag^+ + CrO_4^{2-}$ より,

$$[Ag^+] = 2S, \ [CrO_4^{2-}] = S = \frac{2.63 \times 10^{-3} \times 10 \ (g/L)}{332 \ (g/mol)}$$
$$= 7.92 \times 10^{-5} \ (mol/L)$$
$$\therefore \ K_{sp} = [Ag^+]^2[Br^-] = (2S)^2 \times S = 4S^3$$
$$= 4 \times (7.92 \times 10^{-5})^3 = 2.0 \times 10^{-12}$$

〔3〕
(1) $AgCl \rightleftarrows Ag^+ + Cl^-$ より,
 $[Ag^+] = [Cl^-] = S$, $K_{sp} = [Ag^+][Cl^-] = S^2$
 $S^2 = 1 \times 10^{-10}$, $\therefore \ S = \sqrt{1 \times 10^{-10}} = 1 \times 10^{-5}$

(2) $AgSCN \rightleftarrows Ag^+ + SCN^-$ より,
 $[Ag^+] = [SCN^-] = S$, $K_{sp} = [Ag^+][SCN^-] = S^2$
 $S^2 = 1 \times 10^{-12}$, $\therefore \ S = \sqrt{1 \times 10^{-12}} = 1 \times 10^{-6}$

(3) $CaCO_3 \rightleftarrows Ca^{2+} + CO_3^{2-}$ より,
 $[Ca^{2+}] = [CO_3^{2-}] = S$, $K_{sp} = [Ca^{2+}][CO_3^{2-}] = S^2$
 $S^2 = 1 \times 10^{-8}$, $\therefore \ S = \sqrt{1 \times 10^{-8}} = 1 \times 10^{-4}$

(4) $Fe(OH)_2 \rightleftarrows Fe^{2+} + 2\,OH^-$ より,
 $[Fe^{2+}] = S$, $[OH^-] = 2S$, $K_{sp} = [Fe^{2+}][OH^-]^2 = 4S^3$
 $4S^3 = 8 \times 10^{-15}$,
 $S^3 = 2 \times 10^{-15}$ $\therefore \ S = 1.26 \times 10^{-5}$

〔4〕 溶解度は,1 mg を 1×10^{-3} g に換算して分子量で割ればよい.
$$\frac{1 \times 10^{-3}}{500} = 2.0 \times 10^{-6} \, mol/L$$
溶解度積は,次式に代入すればよい.
$$K_{sp} = [M^{2+}][X^-]^2 = (2 \times 10^{-6}) \times (2 \times 2 \times 10^{-6})^2$$
$$= 3.2 \times 10^{-17} \ (mol/L)^3$$

〔5〕 Ag_2CrO_4 の電離式は次式で表される.
$$Ag_2CrO_4\,(固体) \rightleftarrows 2\,Ag^+ + CrO_4^{2-}$$

2-5 沈殿平衡

1) 純水中での Ag_2CrO_4 の溶解度を S とすると，Ag_2CrO_4 の溶解度積より

$K_{sp} = [Ag^+]^2[CrO_4^{2-}] = (2S)^2 \times S = 4S^3$
$\quad\quad = 4 \times 10^{-12}$ $(mol/L)^3$
$S^3 = 1 \times 10^{-12}$ $(mol/L)^3$

となり，溶解度は $S = 1 \times 10^{-4}$ mol/L となる．

2) K_2CrO_4 の電離式は次式で表され

$K_2CrO_4 \rightarrow 2K^+ + CrO_4^{2-}$

4.0×10^{-3} mol/L K_2CrO_4 水溶液中には 4.0×10^{-3} mol/L の CrO_4^{2-} が存在している．ここに難溶性塩の Ag_2CrO_4 を加えると CrO_4^{2-} の濃度が増加する．この時の Ag_2CrO_4 溶解度を S' とすると，溶解度積は

$Ag_2CrO_4 \rightleftarrows 2Ag^+ \quad + \quad CrO_4^{2-}$
$\quad\quad\quad\quad 2S' \quad\quad (4 \times 10^{-3} + S')$

$K_{sp} = [Ag^+]^2[CrO_4^{2-}] = (2S')^2 \times (4.0 \times 10^{-3} + S')$

で表される．ここで，溶液中に共通イオンが存在するため Ag_2CrO_4 の溶解度は低下するので，$S' \ll 4.0 \times 10^{-3}$ と考えられ，溶解度積は

$K_{sp} = (2S')^2 \times (4.0 \times 10^{-3}) = 4 \times 10^{-12}$

となる．

$4S'^2 = 1 \times 10^{-9}$
$S' = \sqrt{25 \times 10^{-11}} = \sqrt{25 \times 10 \times 10^{-12}} = 5 \times 3.2 \times 10^{-6}$
$\quad = 1.6 \times 10^{-5}$ mol/L

したがって，4.0×10^{-3} mol/L K_2CrO_4 水溶液中における Ag_2CrO_4 の溶解度は 1.6×10^{-5} mol/L である．

2-6 酸化・還元平衡

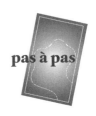

pas à pas

電子の授受を伴う化学反応を**酸化・還元反応**という．酸化とは電子を失うことであり，還元は電子を獲得することである（酸化剤は電子を奪うもの，還元剤は電子を与えるもの）．酸化・還元反応では関連する元素の酸化数の変化が起こり，酸化数が増加すると酸化，減少すると還元されたことになる．酸化・還元反応が進行するためには常に酸化と還元が同時に起こり，酸化半反応（電子を与える反応）と還元半反応（電子を奪う反応）の組合せからなる全反応で示される．

$$Fe^{2+} + Ce^{4+} = Fe^{3+} + Ce^{3+} \quad (全反応) \tag{1}$$
$$Fe^{2+} - e = Fe^{3+} \quad (酸化半反応) \tag{2}$$
$$Ce^{4+} + e = Ce^{3+} \quad (還元半反応) \tag{3}$$

酸化・還元反応では**電子の授受**が起こり，その結果電子が還元剤より酸化剤へと流れることになる．この場合，"電子の流れやすさ"を**電位差**で示すことができる．

一般式が

$$a\mathrm{A} + b\mathrm{B} \rightleftarrows c\mathrm{C} + d\mathrm{D} \tag{4}$$

で示される酸化還元平衡の電位差 E は

$$E = E° - \frac{RT}{nF} \ln \frac{[\mathrm{C}]^c[\mathrm{D}]^d}{[\mathrm{A}]^a[\mathrm{B}]^b} \tag{5}$$

で表される．ここで，$E°$ は標準電極電位，R は気体定数（$8.314\,\mathrm{J\,K^{-1}\,mol^{-1}}$），$F$ はファラデー定数（$96,485\,\mathrm{J\,V^{-1}\,mol^{-1}}$），$T$ は絶対温度，n は反応に関与する電子数である．式（5）を常用対数で表すと

$$E = E° - \frac{2.303\,RT}{nF} \log \frac{[\mathrm{C}]^c[\mathrm{D}]^d}{[\mathrm{A}]^a[\mathrm{B}]^b} \tag{6}$$

となる．式 (5) および式 (6) は**ネルンストの式**と呼ばれる．式 (6) に，$T = 298$ K, $R = 8.314$ J K^{-1} mol^{-1}, $F = 96485$ J V^{-1} mol^{-1} を代入すると次式が得られる．

$$E = E° - \frac{0.059}{n} \log \frac{[\mathrm{C}]^c[\mathrm{D}]^d}{[\mathrm{A}]^a[\mathrm{B}]^b} \tag{7}$$

ここで，式 (4) の平衡定数 K は

$$K = \frac{[\mathrm{C}]^c[\mathrm{D}]^d}{[\mathrm{A}]^a[\mathrm{B}]^b} \tag{8}$$

であるから，式 (7) は次のように表され，起電力から酸化還元反応の平衡定数 K を求めることができる．

$$E = E° - \frac{2.303\,RT}{nF} \log K \tag{9}$$

問題 1

次の化合物中の元素の酸化数を示せ.
(1) NaCl　　(2) H_2SO_4　　(3) CaO　　(4) $KMnO_4$
(5) $K_2Cr_2O_7$　　(6) H_2CO_3　　(7) $HClO_4$　　(8) $HClO_3$
(9) HClO　　(10) KIO_3　　(11) $NaIO_4$　　(12) H_2O_2
(13) NaH　　(14) C_2H_5OH

解答
(1) Na：+1, Cl：-1
(2) H：+1, S：+6, O：-2
(3) Ca：+2, O：-2
(4) K：+1, Mn：+7, O：-2
(5) K：+1, Cr：+6, O：-2
(6) H：+1, C：+4, O：-2
(7) H：+1, Cl：+7, O：-2
(8) H：+1, Cl：+5, O：-2
(9) H：+1, Cl：+1, O：-2
(10) K：+1, I：+5, O：-2
(11) Na：+1, I：+7, O：-2
(12) H：+1, O：-1
(13) Na：+1, H：-1
(14) CH_3-CH_2-OH
　　C：-3, C：-1, O：-2, H：+1

解説

酸化数の変化は, 酸化・還元反応をとらえる上で重要な指標となる. すなわち, 酸化数が増加することは酸化されたことを意味し, 減少は還元されたことを意味する. 単元素のイオンはその価数がそのまま酸化数

となる．複数元素からなるイオンは，構成元素の酸化数の総計が価数となる．一般に，Oは -2，Hは $+1$ として計算するが，(12)のようにOが -1，(13)のようにHが -1 となる場合もある．また，(14)は二つのCが等価ではない例である．

問題2

次の酸化・還元反応に関与する元素の酸化数を示しなさい．
(1) $2\,KMnO_4 + 5\,H_2O_2 + 3\,H_2SO_4$
　　　　$\rightarrow 2\,MnSO_4 + 5\,O_2 + 8\,H_2O + K_2SO_4$
(2) $2\,KMnO_4 + 10\,FeSO_4 + 8\,H_2SO_4$
　　　　$\rightarrow 2\,MnSO_4 + 5\,Fe_2(SO_4)_3 + 8\,H_2O + K_2SO_4$
(3) $K_2Cr_2O_7 + 8\,HCl + 3\,HNO_2$
　　　　$\rightarrow 2\,CrCl_3 + 4\,H_2O + 2\,KCl + 3\,HNO_3$
(4) $KIO_3 + 5\,KI + 3\,H_2SO_4 \rightarrow 3\,I_2 + 3\,H_2O + 3\,K_2SO_4$
(5) $HCHO + I_2 + H_2O \rightarrow HCOOH + 2\,HI$

解答・解説

酸化還元に関与する元素，すなわち，反応の前後で酸化数の変化が起こる元素について考える．反応前後の酸化数の増加分と減少分の変化の総数は同じになる．

(1) Mn : $+7 \rightarrow +2$，O : $-1 \rightarrow 0$
　2分子の $KMnO_4$ より2分子の $MnSO_4$ となるから酸化数の総数変化は $-5 \times 2 = -10$，また，5分子の H_2O_2 より5分子の O_2 が生成するから酸化数の総数変化は $+1 \times 10 = +10$

(2) Mn : $+7 \rightarrow +2$，Fe : $+2 \rightarrow +3$
　2分子の $KMnO_4$ より2分子の $MnSO_4$ となるから酸化数の総数変化は $-5 \times 2 = -10$，また，10分子の $FeSO_4$ より5分子の $Fe_2(SO_4)_3$

が生成するから酸化数の総数変化は + 1 × 10 = + 10

(3) Cr : + 6 → + 3, N : + 3 → + 5

1分子の $K_2Cr_2O_7$ より2分子の $CrCl_3$ となるから酸化数の総数変化は - 3 × 2 = - 6, また, 3分子の HNO_2 より3分子の HNO_3 が生成するから酸化数の総数変化は + 2 × 3 = + 6

(4) I(KIO_3) : + 5 → 0, I(KI) : - 1 → 0

KIO_3 が I_2 へと変化するから酸化数の総数変化は - 5 × 1 = - 5, また, 5分子の KI が I_2 へと変化するから酸化数の総数変化は + 1 × 5 = + 5

(5) C : 0 → + 2, I : 0 → - 1

HCHO が HCOOH へと変化するから酸化数の総数変化は + 2 × 1 = + 2, また, I_2 が HI へと変化するから酸化数の総数変化は - 1 × 2 = - 2

2-6 酸化・還元平衡

問題3

次の酸化還元反応について，各問に答えなさい．

(1) 0.1 mol/L 硫酸鉄（$FeSO_4$）水溶液に鉄片を浸したときに生ずる電極電位を求めなさい．ただし，$Fe^{2+} + 2e^- \rightleftarrows Fe$ の反応における標準電極電位を -0.440 V とする．

(2) 0.01 mol/L 硫酸銅（$CuSO_4$）水溶液に銅片を浸したときに生ずる電極電位を求めなさい．ただし，$Cu^{2+} + 2e^- \rightleftarrows Cu$ の反応における標準電極電位を $+0.337$ V とする．

解答 (1) $E = E° - \dfrac{0.059}{2} \log \dfrac{[Fe]}{[Fe^{2+}]}$

$= -0.440 - \dfrac{0.059}{2} \log \dfrac{1}{[Fe^{2+}]}$

$= -0.440 + \dfrac{0.059}{2} \log [Fe^{2+}]$

$= -0.440 + 0.0295 \times \log 0.1$

$= -0.440 - 0.00295 = -0.443$ (V)

(2) $E = E° - \dfrac{0.059}{2} \log \dfrac{[Cu]}{[Cu^{2+}]}$

$= 0.337 - \dfrac{0.059}{2} \log \dfrac{1}{[Cu^{2+}]}$

$= 0.337 + \dfrac{0.059}{2} \log [Cu^{2+}]$

$= 0.337 + \dfrac{0.059}{2} \times \log 0.01 = 0.337 - 0.059$

$= 0.278$ (V)

問題4

次の反応の平衡定数Kを求めなさい. ただし, $\log 5 = 0.7$, $\log 1.6 = 0.2$とする.

(1) $2\,Fe^{3+} + 2\,I^- = 2\,Fe^{2+} + I_2$

ただし, $Fe^{3+} + e^- = Fe^{2+}$及び$I_2 + 2e^- = 2\,I^-$の標準電極電位は, それぞれ$+0.777\,V$, $+0.540\,V$とする.

(2) $MnO_4^- + 8\,H^+ + 5\,Fe^{2+} = Mn^{2+} + 5\,Fe^{3+} + 4\,H_2O$

ただし, $MnO_4^- + 8\,H^+ + 5e^- = Mn^{2+} + 4\,H_2O$及び$Fe^{3+} + e^- = Fe^{2+}$の標準電極電位は, それぞれ$+1.51\,V$, $+0.77\,V$とする.

(3) $Fe^{2+} + Ce^{4+} = Fe^{3+} + Ce^{3+}$

ただし, $Fe^{3+} + e^- = Fe^{2+}$及び$Ce^{4+} + e^- = Ce^{3+}$の標準電極電位は, それぞれ$+0.77\,V$, $+1.61\,V$とする.

解答・解説

化学平衡時においては還元反応, 酸化反応のそれぞれの電極電位が等しくなる. すなわち, 次式で示されるEが還元反応と酸化反応で等しくなることである.

$$E = E^\circ - \frac{0.059}{n}\log\frac{[C]^c[D]^d}{[A]^a[B]^b}$$

(1) $E_{Fe} = 0.777 - \dfrac{0.059}{1}\log\dfrac{[Fe^{2+}]}{[Fe^{3+}]} = 0.540 - \dfrac{0.059}{2}\log\dfrac{[I^-]^2}{[I_2]}$

$= E_I$

$\therefore\ 0.777 - 0.540 = 0.059\log\dfrac{[Fe^{2+}]}{[Fe^{3+}]} - \dfrac{0.059}{2}\log\dfrac{[I^-]^2}{[I_2]}$

$= \dfrac{0.059}{2}\log\dfrac{[Fe^{2+}]^2[I_2]}{[Fe^{3+}]^2[I^-]^2} = \dfrac{0.059}{2}\log K$

2-6 酸化・還元平衡

$$\log K = \frac{(0.777 - 0.540) \times 2}{0.059} = 8.03 \cong 8 = \log 10^8$$

$$K = 1 \times 10^8$$

(2) $E_{\mathrm{Mn}} = 1.51 - \dfrac{0.059}{5} \log \dfrac{[\mathrm{Mn}^{2+}]}{[\mathrm{MnO_4^-}][\mathrm{H^+}]^8}$

$\quad\quad = 0.77 - \dfrac{0.059}{1} \log \dfrac{[\mathrm{Fe}^{2+}]}{[\mathrm{Fe}^{3+}]} = E_{\mathrm{Fe}}$

$\quad \therefore \quad 1.51 - 0.77 = \dfrac{0.059}{5} \log \dfrac{[\mathrm{Mn}^{2+}]}{[\mathrm{MnO_4^-}][\mathrm{H^+}]^8} - \dfrac{0.059}{1} \log \dfrac{[\mathrm{Fe}^{2+}]}{[\mathrm{Fe}^{3+}]}$

$\quad\quad\quad\quad\quad\quad\quad = \dfrac{0.059}{5} \log \dfrac{[\mathrm{Mn}^{2+}][\mathrm{Fe}^{3+}]^5}{[\mathrm{MnO_4^-}]^2[\mathrm{H^+}]^8[\mathrm{Fe}^{2+}]^5}$

$\quad\quad\quad\quad\quad\quad\quad = \dfrac{0.059}{5} \log K$

$$\log K = \frac{(1.51 - 0.77) \times 5}{0.059} = 62.7 = 62 + 0.7$$

$$\quad\quad = 62 + \log 5 = \log(5 \times 10^{62})$$

$$K = 5 \times 10^{62}$$

(3) $E_{\mathrm{Fe}} = 0.77 - \dfrac{0.059}{1} \log \dfrac{[\mathrm{Fe}^{2+}]}{[\mathrm{Fe}^{3+}]} = 1.61 - \dfrac{0.059}{1} \log \dfrac{[\mathrm{Ce}^{3+}]}{[\mathrm{Ce}^{4+}]}$

$\quad = E_{\mathrm{Ce}}$

$\quad \therefore \quad 1.61 - 0.77 = 0.059 \log \dfrac{[\mathrm{Ce}^{3+}]}{[\mathrm{Ce}^{4+}]} - 0.059 \log \dfrac{[\mathrm{Fe}^{2+}]}{[\mathrm{Fe}^{3+}]}$

$\quad\quad\quad\quad\quad\quad\quad = 0.059 \log \dfrac{[\mathrm{Ce}^{3+}][\mathrm{Fe}^{3+}]}{[\mathrm{Ce}^{4+}][\mathrm{Fe}^{2+}]} = 0.059 \log K$

$$\log K = \frac{1.61 - 0.77}{0.059} = 14.2 = 14 + 0.2 = 14 + \log 1.6$$

$$\quad\quad = \log(1.6 \times 10^{14})$$

$$K = 1.6 \times 10^{14}$$

問題5

次の記述は 0.02 mol/L 過マンガン酸カリウム（$KMnO_4$）液の標定に関するものである．次の各問に答えなさい．

「シュウ酸ナトリウム（$Na_2C_2O_4$ 分子量 134.00：標準試薬）0.3050 g を量り，水 30 mL に溶かし，薄めた硫酸（1 → 20）250 mL を加え，調製した 0.02 mol/L 過マンガン酸カリウム液で滴定したところ，45.00 mL を要した．」

(1) この滴定の反応式を示しなさい．
(2) $KMnO_4$ の Mn 原子および $Na_2C_2O_4$ の炭素原子の酸化数の変化を示しなさい．
(3) 過マンガン酸イオンおよびシュウ酸イオンの電極反応式を示しなさい．
(4) 理論上，0.02 mol/L $KMnO_4$ 液 1 mL は $Na_2C_2O_4$ 何 mg に相当するか．
(5) 0.02 mol/L $KMnO_4$ 液のファクター（f）を求めなさい．

解答・解説

(1) $2 KMnO_4 + 8 H_2SO_4 + 5 Na_2C_2O_4$
 $\rightarrow 2 MnSO_4 + K_2SO_4 + 5 Na_2SO_4 + 8 H_2O + 10 CO_2$

(2) Mn：+ 7 → + 2，C：+ 3 → + 4（2 個の C 原子があるから 1 分子で酸化数変化は + 1 × 2 = + 2）

(3) $MnO_4^- + 8 H^+ + 5 e^- \rightarrow Mn^{2+} + 4 H_2O$）
 $(COO^-)_2 \rightarrow 2 CO_2 + 2 e^-$

(4) 化学反応式より，2 mol の $KMnO_4$ に対して 5 mol の $Na_2C_2O_4$ が反応するから，

$$0.02 \text{ mol/L } KMnO_4 \text{ 1 mL} = 0.02 \text{ mmol } KMnO_4$$
$$= 0.05 \text{ mmol } Na_2C_2O_4$$

2-6 酸化・還元平衡

$$= 0.05 \text{ mmol} \times 134.00 \text{ (g/mol)}$$
$$= 6.700 \text{ mg}$$

酸化数が $KMnO_4$ は 5，シュウ酸は 2 変化することが分かっていれば，同じ酸化数の変化が起こるため（ここでは最小公倍数の 10），$KMnO_4$ 2 mol（$5 \times 2 = 10$），シュウ酸 5 mol（$5 \times 2 = 10$）が反応することが分かる（化学反応式が分からなくても）．

(5) 採取した標準試薬の量は 0.3050 g = 305.0 mg である．理論上，0.02 mol/L $KMnO_4$ 液 1 mL は 6.7 mg に相当するから，305.0 mg では下の式より 45.52 mL となる．これが実験量 45.00 mL と一致するためにファクターを導入する．すなわち，常に f と実験量の積から理論量へとつながり，定量計算が可能になる．

$$\frac{305.0 \text{ mg}}{6.700 \text{ (mg/mL)}} = 45.52 \text{ mL} = 45.00 \text{ mL} \times f$$

$$f = \frac{45.52}{45.00} = 1.012$$

* 標定とファクター（f）

容量分析法では当量点に達するまでに要した標準液の体積から目的成分を定量するので，標準液の濃度を正確に求める必要がある．標準液の正確な濃度は，通常，調製した標準液を標準試薬（基準物質）と反応させることにより求められる．この操作を標定といい，標定によって求められた実濃度と表示濃度との比をファクター（f）で表す．

$$f = \frac{\text{実濃度}}{\text{表示濃度}}$$

問題6

次の記述は 0.1 mol/L チオ硫酸ナトリウム液の標定に関するものである．次の各問に答えなさい．

「ヨウ素酸カリウム標準試薬（KIO_3：214.00）0.1012 g を量り，水 25 mL に溶かし，ヨウ化カリウム 2 g および希硫酸 10 mL を加えて 10 分間放置した．次いで，水 100 mL を加え，0.1 mol/L チオ硫酸ナトリウム液で滴定したところ，27.82 mL を要した．同様な方法で空試験を行ったところ，0.82 mL を要した．（指示薬：デンプン試液）」

(1) この滴定の反応式を示しなさい．
(2) ヨウ素酸カリウムの I 原子およびチオ硫酸ナトリウムの S 原子の酸化数の変化を示しなさい．
(3) 理論上，0.1 mol/L チオ硫酸ナトリウム液 1 mL は KIO_3 何 mg に相当するか．
(4) 0.1 mol/L チオ硫酸ナトリウム液のファクターを求めなさい．

解答 (1) $KIO_3 + 5\,KI + 3\,H_2SO_4 \longrightarrow 3\,I_2 + 3\,H_2O + 3\,K_2SO_4$
$I_2 + 2\,Na_2S_2O_3 \longrightarrow 2\,NaI + Na_2S_4O_6$

(2) チオ硫酸イオンの酸化反応は，

$$2\ \begin{matrix}\text{S}^-\\ \text{O}=\!\!\text{S}\!\!=\!\!\text{O}\\ \text{O}^-\end{matrix} \longrightarrow \begin{matrix}\text{O}^-\quad\quad\quad\text{O}^-\\ \text{O}=\!\!\text{S}\!\!-\!\!\text{S}\!\!-\!\!\text{S}\!\!-\!\!\text{S}\!\!=\!\!\text{O}\\ \text{O}^-\quad\quad\quad\text{O}^-\end{matrix}$$

したがって，酸化数の変化は
I：$+5 \rightarrow -1$，S：$-1 \rightarrow 0$ となる．

(3) I は 6，S は 1 の酸化数変化があるから，KIO_3 1 mol に $Na_2S_2O_3$ 6 mol が反応する．

0.1 mol/L $Na_2S_2O_3$ 1 mL = 0.1 mmol $Na_2S_2O_3$

$$= \frac{1}{6} \times 0.1 \text{ mmol KIO}_3$$

$$= \frac{1}{6} \times 0.1 \text{(mmol)} \times 214.00 \text{(g/mol)}$$

$$= 3.567 \text{ mg}$$

(4) 採取した標準試薬の量は 0.1012 g = 101.2 mg である．理論上，1 mL は 3.567 mg に相当するから，101.2 mg では，$\dfrac{101.2 \text{ (mg)}}{3.567 \text{ (mg/mL)}} = 28.37$ (mL) が必要となる．これが滴定量 27.00 mL (27.82 − 0.82) に一致するようにファクター f を求めると，$27.00 \times f = 28.37$，$f = 1.051$ となる．

このように，酸化数の変化さえ分かれば，化学反応式をたてなくても計算が可能である．

演習問題

[1] 次の化合物中の下線部の元素の酸化数を示しなさい．
(1) $\underline{C}H_3OH$ (2) $H\underline{C}HO$ (3) $H\underline{C}OOH$
(4) $\underline{C}H_3CH_2OH$ (5) $\underline{C}H_3\underline{C}HO$ (6) $\underline{C}H_3\underline{C}OOH$
(7) $Na_2\underline{S}_2O_3$

[2] 次の反応における関連する元素の酸化数の変化を示し，酸化剤か還元剤かを示しなさい．
(1) $KMnO_4 \rightarrow Mn^{2+}$ (2) $KMnO_4 \rightarrow MnO_2$ (3) $I_2 \rightarrow I^-$
(4) $Br_2 \rightarrow Br^-$ (5) $Cl_2 \rightarrow Cl^-$ (6) $K_2Cr_2O_7 \rightarrow Cr^{3+}$
(7) $KBrO_3 \rightarrow Br^-$ (8) $KIO_4 \rightarrow I^-$ (9) $KIO_3 \rightarrow I^-$
(10) $FeSO_4 \rightarrow Fe^{3+}$ (11) $Na_2S_2O_3 \rightarrow Na_2S_4O_6$ (12) $KI \rightarrow I_2$
(13) $Zn \rightarrow Zn^{2+}$ (14) $Na_2SO_3 \rightarrow SO_4^{2-}$ (15) $H_2O_2 \rightarrow O_2$

[3] 次の反応をイオン式で示し，関連する元素の酸化数の変化を示しなさい．
(1) 過マンガン酸イオンは酸性下，還元されてマンガンイオン（II）となる．
(2) シュウ酸イオンは酸性下，酸化されて二酸化炭素となる．
(3) チオ硫酸イオン（$S_2O_3^{2-}$）は酸化剤によりテトラチオン酸イオン（$S_4O_6^{2-}$）となる．
(4) ヨウ素酸イオン（IO_3^-）は酸性下，還元されてヨウ素となる．
(5) 臭素酸イオン（BrO_3^-）は酸性下，還元されて臭素イオンとなる．
(6) 重クロム酸イオン（$Cr_2O_7^{2-}$）は酸性下，還元されてクロムイオン（III）となる．

演習問題・解答

[1]

有機化合物の場合には複数の炭素原子が存在し，また，結合原子が異なるため，各元素ごとに結合している原子との関係で酸化数を決める（分子全体に平均として割り振り，形式酸化数として示すこともあるが整数とならないことが多いので，ここでは上記方法で計算する）．

(1) H原子(-2)—C($+1$)—O(-2)—H($+1$)，H($+1$)
(2) H($+1$)—C(0)=O(-2)，H上部$+1$
(3) H($+1$)—C(=O, -2)—O(-2)—H($+1$)，C は $+2$
(4) H₃C(-3)—CH₂(-1)—O(-2)—H（各H $+1$）
(5) H₃C(-3)—C($+1$)=O(-2)（H $+1$）
(6) H₃C(-3)—C($+3$)(=O, -2)—O(-2)—H($+1$)
(7) Na⁺—O(-2)—S($+5$)(=O, -2)(=O, -2)—S(-1)—Na⁺

* (7)はチオ硫酸ナトリウムであり二つのS原子の酸化数が異なる．

[2]

(1) Mn：$+7 \to +2$ 酸化剤 (2) Mn：$+7 \to +4$ 酸化剤
(3) I：$0 \to -1$ 酸化剤 (4) Br：$0 \to -1$ 酸化剤
(5) Cl：$0 \to -1$ 酸化剤 (6) Cr：$+6 \to +3$ 酸化剤
(7) Br：$+5 \to -1$ 酸化剤 (8) I：$+7 \to -1$ 酸化剤
(9) I：$+5 \to -1$ 酸化剤 (10) Fe：$+2 \to +3$ 還元剤
(11) S：$-1 \to 0$ 還元剤 (12) I：$-1 \to 0$ 還元剤

(13) Zn：0 → +2 還元剤　　　(14) S：+4 → +6 還元剤
(15) O：−1 → 0 還元剤

[3]

(1) $MnO_4^- + 8\,H^+ + 5\,e^- \rightarrow Mn^{2+} + 4\,H_2O$　　(Mn：+7 → +2)

(2) $(COO^-)_2 \rightarrow 2\,e^- + 2\,CO_2$　　(C：+3 → +4)

(3) $2\,S_2O_3^{2-} \rightarrow 2\,e^- + S_4O_6^{2-}$　　(S：−1 → 0)

(4) $IO_3^- + 6\,H^+ + 5\,e^- \rightarrow \dfrac{1}{2}\,I_2 + 3\,H_2O$　　(I：+5 → 0)

(5) $BrO_3^- + 6\,H^+ + 6\,e^- \rightarrow Br^- + 3\,H_2O$　　(Br：+5 → −1)

(6) $Cr_2O_7^{2-} + 14\,H^+ + 6e^- \rightarrow 2\,Cr^{3+} + 7\,H_2O$　(Cr：+6 → +3)

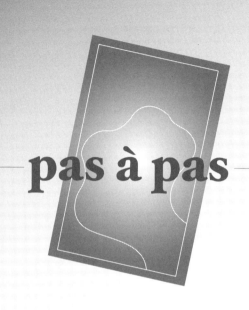

第3章

反応速度論

3-1 反応速度式

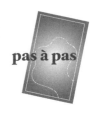

　反応速度は，単位時間当たりの反応物の濃度の減少量あるいは生成物の濃度の増加量で表される．いま，反応物Aから生成物Pが生じる反応の速度vは次式で定義される．

$$v = -\frac{d[A]}{dt} = \frac{d[P]}{dt} = kC^n$$

ここで，kは**反応速度定数**とよばれ，濃度に依存しない定数である．また，nは**反応次数**とよばれ，反応速度の反応物の濃度依存性を表す．$n = 0$のとき**0次反応**，$n = 1$のとき**1次反応**，$n = 2$のとき**2次反応**とよぶ．ただし，反応次数は実験によって求められるものであり，必ず整数になるとは限らない．また，反応物の濃度が初濃度の半分になるのに要する時間を**半減期**といい，$t_{1/2}$で表す．0～2次反応の微分型速度式，積分型速度式，速度定数kとその次元，および半減期$t_{1/2}$をまとめると次のようになる．ただし，$[A]_0$は反応物Aの**初濃度**，$[A]$はt時間後のAの濃度を表す．

* **0次反応**

$$-\frac{d[A]}{dt} = k$$

$[A] = [A]_0 - kt$ 　　（$[A]$は時間の経過と共に直線的に減少）

$k = \dfrac{[A]_0 - [A]}{t}$ 　　（kの次元は濃度・時間$^{-1}$）

$t_{1/2} = \dfrac{[A]_0}{2k}$ 　　（半減期は初濃度に比例）

3-1 反応速度式

* **1次反応**

$$-\frac{d[A]}{dt} = k[A]$$

$[A] = [A]_0 \cdot e^{-kt}$　　（[A]は時間の経過と共に指数関数的に減少）

$\ln[A] = \ln[A]_0 - kt$ または, $\log[A] = \log[A]_0 - \dfrac{kt}{2.303}$

　　　　　（Aの濃度の対数は時間の経過と共に直線的に減少）

$k = \dfrac{1}{t} \ln \dfrac{[A]_0}{[A]}$　　（kの次元は時間$^{-1}$）

$t_{1/2} = \dfrac{\ln 2}{k} = \dfrac{0.693}{k}$　　（半減期は初濃度に無関係）

* **2次反応**

$$-\frac{d[A]}{dt} = k[A]^2$$

$\dfrac{1}{[A]} = \dfrac{1}{[A]_0} + kt$

　　　　　（Aの濃度の逆数は時間の経過と共に直線的に増加）

$k = \dfrac{1}{t}\left(\dfrac{1}{[A]} - \dfrac{1}{[A]_0}\right)$　　（kの次元は時間$^{-1}$・濃度$^{-1}$）

$t_{1/2} = \dfrac{1}{k[A]_0}$　　（半減期は初濃度に反比例）

* 化合物A, B, Cがそれぞれ0次, 1次, 2次反応の速度式に従って分解するとき, 初濃度 (1 mol/L) と半減期 (2時間) が等しい場合の濃度変化を比較すると, 次頁の図のようになる. 反応開始直後の残存率は, 0次反応＞1次反応＞2次反応の順であるが, 半減期以降の残存率は, 2次反応＞1次反応＞0次反応の順となる.

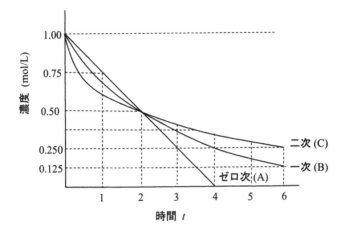

問題1

反応物Aが0次反応に従って分解するとき，この反応の積分型速度式と半減期を求める式を示しなさい．ただし，速度定数をk，反応物Aの初濃度を$[A]_0$とする．

解答 $[A] = [A]_0 - kt$ $\quad t_{1/2} = \dfrac{[A]_0}{2k}$

解説

0次反応の微分型速度式は

$$v = -\frac{d[A]}{dt} = k \tag{1}$$

で表され，反応速度は反応物の濃度とは無関係に一定である．式(1)を$d[A] = -k \cdot dt$と変数分離し，初期条件（$t = 0$のとき，$[A] = [A]_0$）を用いて積分すると，積分型速度式(3)が得られる．

$$\int_{[A]_0}^{[A]} d[A] = -k \int_0^t dt \tag{2}$$

$$[A] = [A]_0 - kt \tag{3}$$

半減期は反応物の濃度が初濃度の半分になるのに要する時間であるから，式(3)に $[A] = \dfrac{[A]_0}{2}$，$t = t_{1/2}$ を代入すれば式(4)が得られる．**0次反応の半減期は反応物 A の初濃度に比例する．**

$$t_{1/2} = \frac{[A]_0}{2k} \tag{4}$$

問題2

反応物 A が1次反応に従って分解するとき，この反応の積分型速度式と半減期を求める式を示しなさい．ただし，速度定数を k，A の初濃度を$[A]_0$とする．

解答 $[A] = [A]_0 \cdot e^{-kt}$，$\ln [A] = \ln [A]_0 - kt$，

$$\log [A] = \log [A]_0 - \frac{kt}{2.303}$$

$$t_{1/2} = \frac{\ln 2}{k} = \frac{0.693}{k}$$

解説

1次反応の微分型速度式

$$v = -\frac{d[A]}{dt} = k[A] \tag{1}$$

を式(2)のように変数分離し，初期条件（$t = 0$ のとき，$[A] = [A]_0$）を用いて積分すると式(5)が得られる（$1/[A]$ の不定積分は $\ln [A]$）．

$$\frac{d[A]}{[A]} = -k \cdot dt \tag{2}$$

$$\int_{[A]_0}^{[A]} \frac{d[A]}{[A]} = -k \int_0^t dt \tag{3}$$

$$\ln [A]_{[A]_0}^{[A]} = -k[t]_0^t \tag{4}$$

$$\ln [A] = \ln [A]_0 - kt \tag{5}$$

が得られる．さらに式(5)を $\ln \frac{[A]}{[A]_0} = -kt$ と変形し，両辺の指数を

とると $\frac{[A]}{[A]_0} = e^{-kt}$ となり，指数関数型の速度式(6)が得られる．

$$[A] = [A]_0 \cdot e^{-kt} \tag{6}$$

また，半減期は式(5)に $[A] = \frac{[A]_0}{2}$, $t = t_{1/2}$ を代入すれば得られる．

$$\ln \frac{[A]_0}{2} - \ln [A]_0 = -kt_{1/2}$$

$$t_{1/2} = \frac{\ln 2}{k} = \frac{0.693}{k} \tag{7}$$

1次反応の半減期は反応物Aの初濃度に無関係に一定である．

問題3

反応物Aが2次反応に従って分解するとき，この反応の積分型速度式と半減期を求める式を示しなさい．ただし，速度定数を k，Aの初濃度を $[A]_0$ とする．

解答 $\frac{1}{[A]} = \frac{1}{[A]_0} + kt$ $t_{1/2} = \frac{1}{k[A]_0}$

解説

2次反応の微分型速度式

$$v = -\frac{d[A]}{dt} = k[A]^2 \tag{1}$$

を式(2)のように変数分離し，初期条件 ($t = 0$ のとき，$[A] = [A]_0$) を用いて積分すると式(5)が得られる．

$$\frac{d[A]}{[A]^2} = -k \cdot dt \tag{2}$$

$$\int_{[A]_0}^{[A]} \frac{d[A]}{[A]^2} = -k \int_0^t dt \tag{3}$$

$$\left[-\frac{1}{[A]}\right]_{[A]_0}^{[A]} = -k[t]_0^t \tag{4}$$

$$\frac{1}{[A]} = \frac{1}{[A]_0} + kt \tag{5}$$

半減期は式(5)に $[A] = \frac{[A]_0}{2}$，$t = t_{1/2}$ を代入すれば得られる．

$$t_{1/2} = \frac{1}{k}\left(\frac{1}{[A]_0} - \frac{1}{[A]_0/2}\right) = \frac{1}{k[A]_0} \tag{6}$$

2次反応の半減期は反応物Aの初濃度に反比例する．

問題4

一定条件下，薬物Aは1次反応で分解する．同一条件下でAの半減期は30時間であった．次の問に答えなさい．ただし，$\ln 2 = 0.693$，$\ln 0.9 = -0.105$ とする．
(1) 反応速度定数 k を求めなさい．
(2) Aの残存率が90%になるまでの時間を求めなさい．

解答 (1) $2.31 \times 10^{-2}\,\mathrm{hr}^{-1}$ (2) 4.5時間

解説

(1) 半減期より速度定数 k が求められる．

$$k = \frac{\ln 2}{t_{1/2}} = \frac{0.693}{30\,\mathrm{hr}} = 2.31 \times 10^{-2}\,\mathrm{hr}^{-1}$$

(2) 化合物 A の残存率が 90% になるまでの時間 t を求める.
$\ln [A] = \ln [A]_0 - kt$ より

$$t = -\frac{1}{k} \ln \frac{[A]}{[A]_0} = -\frac{1}{k} \ln \frac{90}{100} = -\frac{1}{k} \times \ln 0.9$$

$$= \frac{0.105}{2.31 \times 10^{-2} \, \text{hr}^{-1}} = 4.5 \, \text{hr}$$

問題 5

化合物 A は 2 次反応で分解する. A の初濃度が 0.2 mol/L のとき, 20 分で 50% が分解した. 次の問に答えなさい.
(1) 反応速度定数を求めなさい.
(2) 初濃度の 75% が分解するまでの時間を求めなさい.

解答 (1) $k = 0.25 \, \text{min}^{-1} \, \text{mol}^{-1} \, \text{L}$ (2) 60 分

解説

(1) 半減期がわかっているので, $t_{1/2} = \dfrac{1}{k \cdot [A]_0}$ を変形した次式に代入すればよい.

$$k = \frac{1}{t_{1/2} \cdot [A]_0} = \frac{1}{20 \, \text{min} \times 0.2 \, \text{mol/L}} = 0.25 \, \text{min}^{-1} \, \text{mol}^{-1} \, \text{L}$$

(2) 残存率が初濃度の 25%([A] = 0.2 × 0.25 = 0.05 mol/L) になるまでの時間を計算する.

2 次反応の積分型速度式, $\dfrac{1}{[A]} = \dfrac{1}{[A]_0} + kt$ を次式のように変形して代入すればよい.

$$t = \frac{1}{k}\left(\frac{1}{[A]} - \frac{1}{[A]_0}\right) = \frac{0.2 - 0.05}{0.25 \times 0.05 \times 0.2} = \frac{0.15}{0.0025}$$

$$= 60 \, \text{min}$$

問題6

図は薬物Aの水溶液中での分解反応における薬物濃度の経時変化を示したものである．反応速度定数と半減期を求めなさい．ただし，薬物Aの初濃度は 0.1 mol/L とする．

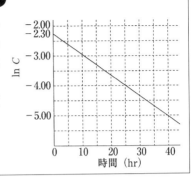

解答 $k = 6.8 \times 10^{-2}\,\text{hr}^{-1}$ $t_{1/2} = 10.2\,\text{hr}$

解説

時間に対して濃度の自然対数をプロットしたグラフが右下がりの直線であることから，この分解反応は1次反応の速度式に従うことがわかる．まず，直線の勾配から速度定数（$-k$）が求められる．$t = 0$ のとき $\ln[A] = -2.30$，$t = 25$ のとき $\ln[A] = -4.00$ を用いる．

$$k = -\left(\frac{-4.00 - (-2.30)}{25\,\text{hr}}\right) = \frac{1.7}{25} = 6.8 \times 10^{-2}\,\text{hr}^{-1}$$

1次反応の半減期は，速度定数 k との関係式から求められる．

$$t_{1/2} = \frac{\ln 2}{k} = \frac{0.693}{6.8 \times 10^{-2}\,\text{hr}^{-1}} = 10.2\,\text{hr}$$

問題 7

薬物 A の水溶液（初濃度 0.50 mol/L）中での分解過程における濃度の逆数を時間に対してプロットしたところ，図の結果が得られた．このグラフより薬物 A の半減期と A の 90% が分解するのに要する時間を求めなさい．

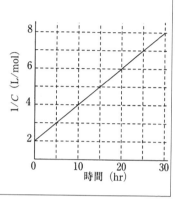

解答 $t_{1/2} = 10$ hr　　$t_{0.1} = 90$ hr

解説

時間に対して濃度の逆数をプロットしたグラフが右上がりの直線であることから，この分解反応は 2 次反応の速度式に従うことがわかる．直線の傾きから速度定数 k が求められる．$t = 0$ のとき $1/[A] = 2$，$t = 10$ のとき $1/[A] = 4$ を用いると

$$k = \frac{(4-2)\,\text{L/mol}}{10\,\text{hr}} = 0.2\,\text{L mol}^{-1}\,\text{hr}^{-1}$$

2 次反応の半減期は，速度定数との関係式から求められる．

$$t_{1/2} = \frac{1}{k[A]_0} = \frac{1}{0.2 \times 0.5} = \frac{1}{0.1} = 10\,\text{hr}$$

さらに，A が 90% 分解する（$[A] = 0.05$ mol/L）までの時間 $t_{0.1}$ は

$\dfrac{1}{[A]} = \dfrac{1}{[A]_0} + kt$ を変形した $t = \dfrac{1}{k}\left(\dfrac{1}{[A]} - \dfrac{1}{[A]_0}\right)$ に代入すればよい．

$$t = \frac{1}{0.2}\left(\frac{0.5 - 0.05}{0.5 \times 0.05}\right) = \frac{0.45}{0.2 \times 0.5 \times 0.05} = 90 \text{ hr}$$

または,グラフから半減期を読み取ることもできる.初濃度の逆数は $1/0.5 = 2 \text{ L/mol}$ であり,その半分の濃度の逆数は $1/0.25 = 4 \text{ L/mol}$ であるから,濃度の逆数が2から4に変化するまでの時間が半減期であり,グラフから $t_{1/2} = 10$ 時間であることがわかる.

Check Point

0次, 1次, 2次反応において, 反応物質の濃度を反応時間に対してプロットすると, それぞれ次のようなグラフが得られ, 直線の勾配から速度定数 k を求めることができる.

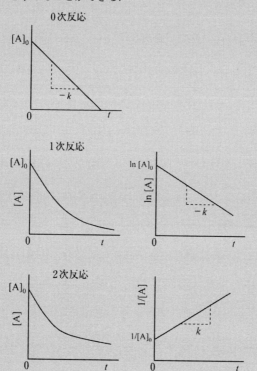

問題8

ある薬物Aの水に対する溶解度は5 w/v%であり，1次反応速度式に従って分解し，その分解速度定数は $0.02\,\mathrm{hr}^{-1}$ である．この薬物1.5 gを水10 mLに懸濁させたとき，残存率が90%になるまでの時間を求めなさい．

(第99回薬剤師国家試験問題)

解答　15時間

解説

懸濁液は**飽和溶解度**内の薬物は溶け，溶解度を越える薬物は微粒子(固体)として溶液中に分散している．溶液中の懸濁粒子と溶解した薬物との間には**溶解平衡**が成立し，分解するのは溶解している薬物のみと考えると，分解による溶液濃度の減少は懸濁粒子が溶けて補うため，懸濁粒子が存在する間は溶液中の薬物濃度は一定に保たれる．したがって，**懸濁液**の分解反応は，懸濁粒子が存在する間は**0次反応**で進行する．このような反応を**擬0次反応**といい，薬物の飽和溶解度を S とすると，分解速度は次式で示される．分解が進行し懸濁粒子が消失すると，通常の1次反応に従って分解する(図参照)．

$$v = -\frac{d[A]}{dt} = k \cdot S = k' \tag{1}$$

残存率が初濃度の90%の状態は懸濁状態であるから，0次反応速度式(2)で解析すればよい．

$$C = C_0 - kt \tag{2}$$

初濃度 C_0 は，　　1.5 g/10 mL　→　15 w/v%
残存濃度 C は，　　$C_0 \times 90\%$　→　13.5%
飽和溶解度 S は，　5 w/v%

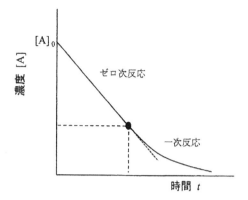

溶液中での分解は1次反応に従うことから，$k = 0.02\,\mathrm{hr}^{-1}$
これを0次反応の速度定数に変換すると，$k' = k \times S = 0.1\,\mathrm{hr}^{-1}\,\%$
これらの値を式(2)に代入すればよい．

$$t = \frac{C_0 - C}{k'} = \frac{15 - 13.5}{0.1} = 15\,\mathrm{hr}$$

問題9

25℃で薬物Aの水溶液中における分解反応の速度定数を求めたところ，$0.05\,\mathrm{hr}^{-1}$であった．また，同一条件下で測定した薬物Aの飽和溶解度は2.0 w/v%であり，その溶解速度は分解速度に比べて充分に速かった．薬物Aを1.5 g含む懸濁液10 mLを調製した．次の各問に答えなさい．ただし，$\ln 2 = 0.693$とする．

(1) 薬物Aの半減期を求めなさい．
(2) この溶液の濃度が1 w/v%になるまでに要する時間を求めなさい．

解答 (1) 75 hr (2) 144 hr

解説

(1) 薬物Aの初濃度は 1.5 g/10 mL（15 w/v%）であるから、半減期での濃度は 7.5 w/v% であり、飽和溶解度（2.0 w/v%）より高いので懸濁状態である．したがって、半減期は0次反応速度式で解析する．まず、0次反応の速度定数 k' を求める．

$k' = k \cdot S = 0.05\,\mathrm{hr}^{-1} \times 2\,\mathrm{w/v\%} = 0.10\,\mathrm{hr}^{-1}\cdot\mathrm{w/v\%}$

0次反応の半減期を求める次式に代入すればよい．

$$t_{1/2} = \frac{[A]_0}{2\,k'} = \frac{15}{2 \times 0.10} = 75\,\mathrm{hr}$$

(2) 溶液の濃度が飽和溶解度の 2 w/v% になるまでは0次反応で分解が進行し、懸濁粒子がなくなった 2 w/v% から 1 w/v% になるまでの分解は1次反応に従って進行する．したがって、初濃度 15 w/v% から 2 w/v% になるまでの時間は

$$t = \frac{[A]_0 - [A]}{k'} = \frac{(15 - 2)\,\mathrm{w/v\%}}{0.10\,\mathrm{hr}^{-1}\cdot\mathrm{w/v\%}} = 130\,\mathrm{hr}$$

2 w/v% から 1 w/v% になるまでの時間（半減期に相当する）は

$$t = \frac{1}{k}\ln\frac{[A]_0}{[A]} = \frac{1}{0.05} \times \ln 2 = \frac{0.693}{0.05} = 13.9\,\mathrm{hr}$$

したがって、Aの濃度が 1 w/v% になるまでの時間は

$t = 130 + 13.9 = 143.9 = 144\,\mathrm{hr}$

である．

問題 10

ある薬物の水溶液中における分解反応の速度定数は $0.05\ \mathrm{hr}^{-1}$ で，溶解度は $2.0\ \mathrm{w/v\%}$ である．溶解速度が分解速度に比べて充分に速い状態において，この薬物 300 mg を 5 mL の水に懸濁させ，分解物の生成を時間の関数としてモニターしたところ，最初は直線的に増加したがある時間を過ぎると，分解物の生成はその直線からはずれた．次の各問に答えなさい．
(1) 分解物の生成が直線からはずれるときの時間を求めなさい．
(2) この薬物の半減期を求めなさい．

（第 90 回薬剤師国家試験問題改変）

解答　(1) 40 hr　　(2) 30 hr

解説

(1) 懸濁液の分解は懸濁粒子が存在する間は 0 次反応に従うので，生成物の濃度の増加と時間の関係は直線性を示す．しかし，懸濁粒子が消失すると 1 次反応で分解するため，その直線性からはずれる．したがって，直線からはずれる時間は懸濁粒子が消失する濃度，すなわち飽和溶解度の $2.0\ \mathrm{w/v\%}$ に達したときの時間である．

$C_0 = 0.3\ \mathrm{g/5\ mL} = 6\ \mathrm{g/100\ mL} = 6\ \mathrm{w/v\%}$

$C = S = 2.0\ \mathrm{w/v\%}$

$k' = k \times S = 0.05\ \mathrm{hr}^{-1} \times 2.0\ \mathrm{w/v\%} = 0.1\ \mathrm{hr}^{-1}\cdot\mathrm{w/v\%}$

$t = \dfrac{C_0 - C}{k'} = \dfrac{(6-2)\ \%}{0.1\ \mathrm{hr}^{-1}\cdot\%} = 40\ \mathrm{hr}$

(2) 半減期は初濃度（$6\ \mathrm{w/v\%}$）の半分，すなわち $C = 3.0\ \mathrm{w/v\%}$ になるまでの時間であるから，飽和溶解度（$2.0\ \mathrm{w/v\%}$）より濃度が高いので，0 次反応での半減期を求める式に代入すればよい．

$t_{1/2} = \dfrac{C_0}{2k'} = \dfrac{6\ (\%)}{2 \times 0.1\ (\mathrm{hr}^{-1}\cdot\%)} = 30\ \mathrm{hr}$

演 習 問 題

〔1〕 ある化合物の 25℃ における分解が，半減期 3 日の 1 次反応に従うとする．この化合物 100 mg を 6 日間，25℃ に保存した時の残存量を求めなさい．　　　　　　　　　　　　（第 97 回薬剤師国家試験必須問題）

〔2〕 化合物 A は常温で 1 次反応に従って分解する．その半減期が 200 日であったとするとき，同じ条件下で A の残存量が 90％ になるまでの時間を求めなさい．ただし，$\ln 10 = 2.303$, $\ln 9 = 2.197$ とする．

〔3〕 一定条件下で化合物 A は 1 次反応に従って分解する．A の半減期が 462 時間であったとするとき，A の 20％ が分解するまでの時間を求めなさい．ただし，$\ln 2 = 0.693$, $\ln 0.8 = -0.223$ とする．

〔4〕 一定条件下で化合物 A は 1 次反応に従って分解する．A の残存率が 90％ になるまでの時間が 40 時間であったとするとき，A の半減期を求めなさい．ただし，$\ln 2 = 0.693$, $\ln 9 = 2.197$, $\ln 10 = 2.303$ とする．

〔5〕 1 次反応で分解する薬物の注射剤がある．一定温度で 2 年にわたって最初の含量の 90％ 以上を保つためには，その薬物の半減期は何年以上でなければならないか．ただし，$\log 2 = 0.301$, $\log 3 = 0.477$ とする．

〔6〕 ある薬物の分解反応において，時間に対して濃度の対数をプロットすると図の結果が得られた．この反応の速度定数 k と薬物の半減期を求めなさい．ただし，C は薬物のモル濃度（mol/L）である．

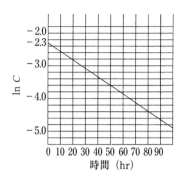

〔7〕 薬物 A の水溶液（初濃度 40 mg/mL）中での分解過程について，時間に対して濃度 C（mg/mL）の対数をプロットしたところ，図の結果が得られた．次の問に答えなさい．ただし，$\log 2 = 0.30$ とする．

(1) 反応速度定数と半減期を求めなさい．

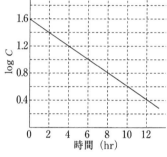

(2) 反応開始から 15 時間後の薬物 A の濃度を求めなさい．

〔8〕 化合物 A は 2 次反応の速度式に従って分解する．A の初濃度が 0.2 mol/L のとき，30 秒で 50% が分解した．この反応の速度定数を求めなさい． （第 94 回薬剤師国家試験問題）

[9] 一定条件下で化合物Aは2次反応に従って分解し，その半減期が8時間であった．同じ条件下でAの残存量が10%になるまでの時間を求めなさい．ただし，Aの初濃度を0.1 mol/Lとする．

[10] 一定条件下で化合物Aの分解反応の半減期は初濃度が1 mol/Lのとき60分，2 mol/Lのとき30分であった．次の問に答えなさい．
(1) 初濃度を3 mol/Lにしたときの半減期を求めなさい．
(2) 初濃度を3 mol/Lにしたとき，化合物Aの90%が分解するまでの時間を求めなさい．

[11] 化合物Aが反応するとPを生じる．時間に対するAの濃度の逆数をプロットすると直線が得られた．Aの初濃度が10 mmol/Lのとき，その半減期は20分であった．次の問に答えなさい．
(1) 反応次数と反応速度定数を求めなさい．
(2) Aの初濃度を5 mmol/Lにしたときの半減期を求めなさい．

[12] 薬物Aの水溶液（初濃度は0.25 mg/mL）中での分解反応において，Aの濃度の逆数を時間に対してプロットしたところ，図の結果が得られた．次の問に答えなさい．
(1) 薬物Aの半減期を求めなさい．
(2) Aが90%分解するのに要する時間を求めなさい．

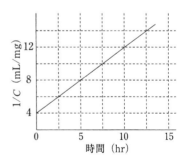

[13] ある薬物を1.5 g含む懸濁液が10 mLある．この薬物は水溶液中で1次反応に従って分解し，その速度定数は2.0×10^{-3} hr^{-1}であった．また，この薬物の飽和溶解度は3.0 w/v%である．溶解速

度は分解速度に比べて充分に速いとするとき，この薬物の含量が90 w/v％以上に保たれる期間を求めなさい．

〔14〕 25℃で薬物Aの水溶液中における分解反応の速度定数を求めたところ，0.2 hr^{-1}であった．また，同一条件下で測定した薬物Aの飽和溶解度は5.0 w/v％であり，その溶解速度は分解速度に比べて充分に速かった．薬物Aを3.0 g含む懸濁液10 mLを調製したとき，この溶液の濃度が2.5 w/v％になるまでに要する時間を求めなさい．

演習問題・解答

[1] 25 mg

化合物 A は 1 次反応で分解するので，A の残存量は半減期（3 日）ごとに次のように減少する．

$$100 \text{ mg} \xrightarrow{3 \text{ day}} 50 \text{ mg} \xrightarrow{3 \text{ day}} 25 \text{ mg}$$

[2] 31 日

$t_{1/2} = 200$ 日より，

$$k = \frac{\ln 2}{t_{1/2}} = \frac{0.693}{200 \text{ day}} = 3.47 \times 10^{-3} \text{ day}^{-1}$$

$\ln [\text{A}] = \ln [\text{A}]_0 - kt$ より

$$t = \frac{1}{k} \ln \frac{[\text{A}]_0}{[\text{A}]} = \frac{\ln 10 - \ln 9}{3.47 \times 10^{-3}} = \frac{0.106}{3.47 \times 10^{-3}} = 30.5 \text{ day}$$

[3] 149 時間

$t_{1/2} = 462$ 時間より，

$$k = \frac{\ln 2}{t_{1/2}} = \frac{0.693}{462 \text{ hr}} = 1.5 \times 10^{-3} \text{ hr}^{-1}$$

20％が分解するので残存率は80％として次式に代入する．

$$t = -\frac{1}{k} \ln \frac{[\text{A}]}{[\text{A}]_0} = -\frac{1}{1.5 \times 10^{-3}} \ln \frac{80}{100} = -\frac{\ln 0.8}{1.5 \times 10^{-3}}$$

$$= \frac{0.223}{1.5 \times 10^{-3}} = 149 \text{ hr}$$

[4] 262 時間

$\ln [\text{A}] = \ln [\text{A}]_0 - kt$ より

$$k = \frac{1}{t} \ln \frac{[\text{A}]_0}{[\text{A}]} = \frac{1}{40} \cdot \ln \frac{100}{90} = \frac{1}{40}(\ln 10 - \ln 9) = \frac{0.106}{40}$$

$$= 2.65 \times 10^{-3} \text{ hr}^{-1}$$

$$t_{1/2} = \frac{\ln 2}{k} = \frac{0.693}{2.65 \times 10^{-3} \text{ hr}^{-1}} = 262 \text{ hr}$$

[5] 13 年

2 年後に薬物の残存量が初濃度の 90％ になるとして速度定数 k を求める．ここでは，常用対数で表した速度式を用いる．

$\log[A] = \log[A]_0 - \dfrac{kt}{2.303}$ より

$k = \dfrac{2.302}{t} \log \dfrac{[A]_0}{[A]} = \dfrac{2.303}{2\,\text{year}}(\log 10 - \log 9)$

$ = \dfrac{2.303}{2\,\text{year}}(\log 10 - 2\log 3)$

$ = \dfrac{2.303 \times (1 - 2 \times 0.477)}{2\,\text{year}} = 5.30 \times 10^{-2}\,\text{year}^{-1}$

$t_{1/2} = \dfrac{\ln 2}{k} = \dfrac{0.693}{5.30 \times 10^{-2}\,\text{year}^{-1}} = 13.1\,\text{year}$

[6] $k = 2.6 \times 10^{-2}\,\text{hr}^{-1}$, $t_{1/2} = 27\,\text{hr}$

濃度の自然対数を時間に対してプロットすると，直線的に濃度が減少しているので，この反応は1次反応であり，直線の傾きから速度定数 k が求められる．

$t = 0$ のとき $\ln C = -2.3$，$t = 80$ のとき $\ln C = -4.4$ を用いて傾きを計算すると k が求められ，さらに k から半減期が求められる．

$k = \dfrac{4.4 - 2.3}{80\,\text{hr}} = 2.6 \times 10^{-2}\,\text{hr}^{-1}$

$t_{1/2} = \dfrac{\ln 2}{k} = \dfrac{0.693}{2.6 \times 10^{-2}\,\text{hr}^{-1}} = 26.7\,\text{hr}$

[7] (1) $k = 0.230\,\text{hr}^{-1}$, $t_{1/2} = 3$ 時間　　(2) $1.25\,\text{mg/mL}$

濃度の常用対数を時間に対してプロットすると，直線的に濃度が減少しているので，この反応は1次反応である．

(1) 直線の傾きから速度定数 k を求める．$t = 0$ のとき $\log C = 1.6$，$t = 8$ のとき $\log C = 0.8$ を用いて計算すればよい．

$k = 2.303 \times \dfrac{1.6 - 0.8}{8\,\text{hr}} = 0.230\,\text{hr}^{-1}$

$$t_{1/2} = \frac{\ln 2}{k} = \frac{0.693}{0.230} = 3 \text{ hr}$$

(2) 半減期が3時間なので，3時間ごとにAの濃度は次のように減少する．

40 mg/mL → 20 → 10 → 5 → 2.5 → 1.25 mg/mL

〔8〕 $k = 0.17 \text{ s}^{-1} \text{mol}^{-1} \text{L}$

2次反応の速度式，$\frac{1}{[A]} = \frac{1}{[A]_0} + kt$ を変形し，それぞれの値を代入する．

$$k = \frac{1}{t} \cdot \left(\frac{1}{[A]} - \frac{1}{[A]_0} \right) = \frac{1}{30 \text{ s}} \cdot \left(\frac{1}{0.1} - \frac{1}{0.2} \right)$$
$$= 0.167 \text{ s}^{-1} \text{mol}^{-1} \text{L}$$

または，30秒で50％が分解したので $t_{1/2} = 30$ s として次式を用いても計算できる．

$$k = \frac{1}{t_{1/2} \cdot [A]_0} = \frac{1}{30 \text{ s} \times 0.2 \text{ mol/L}} = 0.167 \text{ s}^{-1} \text{mol}^{-1} \text{L}$$

〔9〕 72時間

半減期から速度定数を求める．

$$k = \frac{1}{t_{1/2} \cdot [A]_0} = \frac{1}{8 \text{ hr} \times 0.1 \text{ mol/L}} = 1.25 \text{ hr}^{-1} \text{mol}^{-1} \text{L}$$

Aの残存量が10％になるまでの時間は

$\frac{1}{[A]} = \frac{1}{[A]_0} + kt$ より

$$t = \frac{1}{k} \cdot \left(\frac{1}{[A]} - \frac{1}{[A]_0} \right) = \frac{1}{1.25} \cdot \left(\frac{1}{0.1 \times 0.1} - \frac{1}{0.1} \right)$$
$$= \frac{0.09}{1.25 \times 10^{-3}} = 72 \text{ hr}$$

〔10〕 (1) 20分　(2) 180分

(1) 半減期が初濃度に反比例しているので，この反応は2次反応である．したがって，初濃度を3倍にすると半減期は1/3の20分になる．

(2) 半減期が20分であるから，速度定数 k は

$$k = \frac{1}{t_{1/2} \cdot [A]_0} = \frac{1}{20 \min \times 3 \text{ mol/L}} = \frac{1}{60} \min^{-1} \text{mol}^{-1} \text{L}$$

90％が分解すると残存率は10％であるから

$$t = \frac{1}{k} \cdot \left(\frac{1}{[A]} - \frac{1}{[A]_0} \right) = \frac{1}{1/60} \cdot \left(\frac{1}{0.3} - \frac{1}{3} \right)$$
$$= \frac{60 \times 2.7}{0.9} = 180 \min$$

〔11〕 (1) 2次反応，$k = 5 \times 10^{-3} \min^{-1} \text{mmol}^{-1} \text{L}$ (2) 40分

(1) 時間に対して濃度の逆数をプロットしたとき直線が得られることから，この反応は2次反応である．したがって，反応速度定数は

$$k = \frac{1}{t_{1/2} \cdot [A]_0} = \frac{1}{20 \min \times 10 \text{ mmol/L}} = \frac{1}{200}$$
$$= 5 \times 10^{-3} \min^{-1} \text{mmol}^{-1} \text{L}$$

(2) 2次反応の半減期は初濃度に反比例する．初濃度が1/2倍になると半減期は2倍になる．

〔12〕 (1) 5時間 (2) 45時間

時間に対して濃度の逆数をプロットしたとき右上がりの直線が得られることから，この反応は2次反応である．

(1) 直線の傾きから速度定数 k が求められる．$t = 0$ のとき $1/C = 4$，$t = 5$ のとき $1/C = 8$ を用いると

$$k = \frac{8 - 4}{5} = 0.8 \text{ hr}^{-1} \text{mg}^{-1} \text{mL}$$

$$t_{1/2} = \frac{1}{k \cdot [A]_0} = \frac{1}{0.8 \times 0.25} = 5 \text{ hr}$$

(2) $\frac{1}{[A]} = \frac{1}{[A]_0} + kt$ より90％分解する，すなわち残存率が10％になるまでの時間を求める．

$$t = \frac{1}{k} \cdot \left(\frac{1}{[A]} - \frac{1}{[A]_0} \right) = \frac{1}{0.8} \cdot \left(\frac{1}{0.25 \times 0.1} - \frac{1}{0.25} \right)$$
$$= 45 \text{ hr}$$

3-1 反応速度式

〔13〕 250 時間

残存濃度が初濃度の 90% の状態は懸濁状態であるから,0 次反応の速度式で解析する.

初濃度 C_0 :	1.5 g/10 mL →	15 w/v%
残存濃度 C :	$C_0 \times 0.9$	13.5%
飽和溶解度 S :		3 w/v%
k (1 次反応):		2.0×10^{-3} hr^{-1}
k' (0 次反応):	$k \times S$	6×10^{-3} hr^{-1}%

$$C = C_0 - k't \text{ より } t = \frac{C_0 - C}{k'} = \frac{15 - 13.5}{6 \times 10^{-3}} = 250 \text{ hr}$$

〔14〕 28.5 時間

残存濃度が 2.5% の状態は飽和溶解度より小さいので懸濁状態ではない.したがって,初濃度の 30% から溶解度の 5% までは 0 次反応で解析し,5% から 2.5% までは 1 次反応で解析すればよい.

初濃度 C_0 :	3 g/10 mL →	30 w/v%
残存濃度 C :		2.5%
飽和溶解度 S :		5 w/v%
k (1 次反応):		0.2 hr^{-1}
k' (0 次反応):	$k \times S$	1 hr^{-1}%

30% → 5% (0 次反応)　　$t = \dfrac{C_0 - C}{k'} = \dfrac{30 - 5}{1} = 25$ hr

5% → 2.5% (1 次反応)　　$t = \dfrac{1}{k} \ln \dfrac{C_0}{C} = \dfrac{1}{0.2} \ln \dfrac{5}{2.5}$

$$= \frac{\ln 2}{0.2} = \frac{0.693}{0.2} = 3.5 \text{ hr}$$

これらを合計すると 28.5 時間となる.

3-2 複合反応

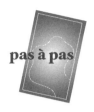

化学反応の実際は，いくつかの素反応の組合せでできる複合反応である場合が多い．ここでは1次反応の組合せからなる代表的な複合反応について例をあげる．

問題 1

1次反応からなる連続反応において，Aの初濃度を 100 mmol/L としたときのAの半減期は 45 分であった．Aの濃度が 25 mmol/L になったとき，Bの濃度は 50 mmol/L で最大となり，その後減少した．次の各問に答えなさい．ただし，$\ln 2 = 0.693$ とする．

$$A \xrightarrow{k_1} B \xrightarrow{k_2} C$$

(1) 反応速度定数 k_1 および k_2 を求めなさい．
(2) Bの濃度が極大値に達したときのCの濃度を求めなさい．
(3) Bの濃度が極大値をとるときの時間を求めなさい．

解答 (1) $k_1 = 1.54 \times 10^{-2} \, \text{min}^{-1}$, $k_2 = 7.7 \times 10^{-3} \, \text{min}^{-1}$
(2) 25 mmol/L (3) 90 min

解説

この**連続反応**における化合物 A，B，C の濃度の経時変化を示すと図のようになる．A → B の反応の進行に伴って B の濃度は増加するが，B → C の変化が同時に進行するため，中間体 B の濃度変化曲線は**極大値**を有し，$k_1 \gg k_2$ のときほど極大値は大きくなる．連続反応の微分型および積分型速度式は Check Point にまとめた．

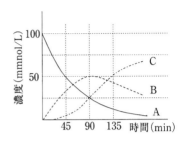

中間体 B が最大値をもつとき，時間に対する濃度の傾きが 0 となる（変化量がプラスからマイナスに変わる）ので

$$\frac{d[B]}{dt} = k_1[A] - k_2[B] = 0 \ \text{より},$$

$$k_1[A] = k_2[B]$$

が成立する．また，B の濃度を時間 t で微分し，それを 0 に等しいとすると

$$\frac{d[B]}{dt} = \frac{k_1}{k_1 - k_2}[A]_0 \Big(-k_2 e^{-k_2 t} + k_1 e^{-k_1 t} \Big) = 0$$

$$k_1 e^{-k_1 t} = k_2 e^{-k_2 t}$$

両辺の対数をとると

$$\ln k_1 - k_1 t = \ln k_2 - k_2 t$$

となり

$$t = \frac{\ln(k_1/k_2)}{k_1 - k_2}$$

のとき極大値をもつ．このときの時間を t_{max}，濃度を $[B]_{max}$ といい，次式で表される．

$$t_{max} = \frac{1}{k_1 - k_2} \ln \frac{k_1}{k_2}$$

$$[B]_{max} = [A]_0 \cdot \left(\frac{k_2}{k_1}\right)^{\frac{k_2}{k_1 - k_2}}$$

(1) Aの半減期が 45 min であることより,速度定数 k_1 を求める.

$$k_1 = \frac{\ln 2}{t_{1/2}} = \frac{0.693}{45 \text{ min}} = 0.0154 \text{ min}^{-1} = 1.54 \times 10^{-2} \text{ min}^{-1}$$

中間体 B の濃度が最大値を持つとき,$k_1[A] = k_2[B]$ の関係が成立するので

$$(1.54 \times 10^{-2} \text{ min}^{-1}) \times 25 \text{ mmol/L} = k_2 \times 50 \text{ mmol/L}$$

$$k_2 = \frac{1.54 \times 10^{-2} \times 25}{50} = 7.7 \times 10^{-3} \text{ min}^{-1}$$

(2) $[C] = [A]_0 - [A] - [B] = 100 - 25 - 50 = 25 \text{ mmol/L}$

(3) $t_{max} = \dfrac{\ln (k_1/k_2)}{k_1 - k_2} = \dfrac{\ln (1.54 \times 10^{-2}/0.77 \times 10^{-2})}{(1.54 - 0.77) \times 10^{-2}}$

$= \dfrac{\ln 2}{0.77 \times 10^{-2}} = 90 \text{ min}$

Check Point

連続反応の微分型速度式と積分型速度式は次のように表される.また,全体の反応速度は最も**遅い段階**に支配される.この遅い段階を**律速段階**といい,$k_1 > k_2$ の場合は B→C が律速段階,$k_1 < k_2$ の場合は A→B が律速段階となる.

$$-\frac{d[A]}{dt} = k_1[A] \qquad [A] = [A]_0 \cdot e^{-k_1 t}$$

$$\frac{d[B]}{dt} = k_1[A] - k_2[B] \qquad [B] = \frac{k_1}{k_2 - k_1}[A]_0 (e^{-k_1 t} - e^{-k_2 t})$$

$$\frac{d[C]}{dt} = k_2[B] \qquad [C] = [A]_0 - [A] - [B]$$

$$= \frac{k_2}{k_2 - k_1}[A]_0 (1 - e^{-k_1 t})$$

$$- \frac{k_1}{k_2 - k_1}[A]_0 (1 - e^{-k_2 t})$$

問題2

薬物Aは常温で保存されるとき2種類の分解物B, Cを同時に生成する．分解はいずれも1次反応の速度式に従い，Aの半減期は9時間であった．Aの初濃度を200 mmol/Lとしたとき，3時間後のBの濃度を測定したところ，30 mmol/Lであった．分解速度定数k_1およびk_2の値を求めなさい．ただし，$e^{-0.231} = 0.79$とする．

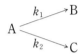

解答　$k_1 = 5.5 \times 10^{-2}\,\text{hr}^{-1}$,　$k_2 = 2.2 \times 10^{-2}\,\text{hr}^{-1}$

解説

反応物Aから生成物BとCが同時に生成する反応を**併発反応**または**平行反応**といい，濃度変化は図のようになる．いずれの反応も1次反応で進行するとき，反応物Aの分解速度定数kは$k = k_1 + k_2$で表され，生成物BとCの生成濃度比は，反応時間に関係なくそれぞれの反応速度定数の比に等しい（$[B] : [C] = k_1 : k_2$）．

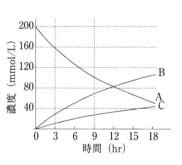

Aの半減期が9時間であったことから，速度定数kを求めると

$$k = \frac{\ln 2}{t_{1/2}} = \frac{0.693}{9\,\text{hr}} = 0.077\,\text{hr}^{-1} = 7.7 \times 10^{-2}\,\text{hr}^{-1}$$

となる．したがって，3時間後のAの濃度は

$$[A] = [A]_0 \cdot e^{-kt} = 200 \cdot e^{-3 \times 0.077} = 200 \times 0.79 = 158\,\text{mmol/L}$$

となる．3時間後のBの濃度は［B］= 30 mmol/L であることからCの濃度を求めると，

$$[C] = [A]_0 - [A] - [B] = 200 - 158 - 30 = 12 \text{ mmol/L}$$

となる．したがって，BとCの濃度比は

$$[B] : [C] = 30 : 12 = 5 : 2$$

となる．ここで，$k_1 : k_2 = [B] : [C] = 5 : 2$ の関係があるので

$$k_1 = k \times \frac{5}{7} = \frac{0.077 \times 5}{7} = 0.055 = 5.5 \times 10^{-2} \text{ hr}^{-1}$$

$$k_2 = k \times \frac{2}{7} = \frac{0.077 \times 2}{7} = 0.022 = 2.2 \times 10^{-2} \text{ hr}^{-1}$$

Check Point

併発反応の微分型速度式と積分型速度式は次のように表される．

$$-\frac{d[A]}{dt} = k_1[A] + k_2[A] = (k_1 + k_2)[A] = k[A]$$

$$[A] = [A]_0 \cdot e^{-kt} \quad (k = k_1 + k_2)$$

$$\frac{d[B]}{dt} = k_1[A] \qquad [B] = \frac{k_1}{k}[A]_0 \cdot (1 - e^{-kt})$$

$$\frac{d[C]}{dt} = k_2[A] \qquad [C] = \frac{k_2}{k}[A]_0 \cdot (1 - e^{-kt})$$

問題 3

次の図で表される可逆反応の速度定数 k_1 および k_{-1} を求めなさい．ただし，反応開始時には化合物 A のみが存在し，可逆反応によって化合物 B を生じる．また，正逆反応とも 1 次反応で進行し，$\ln 2 = 0.693$ とする．

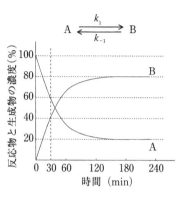

解答 $k_1 = 1.85 \times 10^{-2}\,\mathrm{min}^{-1}$, $k_{-1} = 4.62 \times 10^{-3}\,\mathrm{min}^{-1}$

解説

正逆方向の反応が同時に起こる反応を**可逆反応**という．正逆反応の速度が等しいとき**平衡状態**となり，見かけ上反応が停止し，A と B の濃度変化は起こらない．平衡状態での A と B の濃度をそれぞれ $[\mathrm{A}]_{\mathrm{eq}}$, $[\mathrm{B}]_{\mathrm{eq}}$ で表すと，この反応の平衡定数 K は次式で表される．

$$k_1 [\mathrm{A}]_{\mathrm{eq}} = k_{-1} [\mathrm{B}]_{\mathrm{eq}}$$

$$K = \frac{[\mathrm{B}]_{\mathrm{eq}}}{[\mathrm{A}]_{\mathrm{eq}}} = \frac{k_1}{k_{-1}}$$

反応開始時に A のみが存在し，その時の濃度を $[\mathrm{A}]_0$ とすると，A の減少速度は

$$-\frac{d[\mathrm{A}]}{dt} = (k_1 + k_{-1})[\mathrm{A}] - (k_1 + k_{-1})[\mathrm{A}]_{\mathrm{eq}}$$

$$= (k_1 + k_{-1})([\mathrm{A}] - [\mathrm{A}]_{\mathrm{eq}})$$

で表される．これを初期条件（$t = 0$ のとき $[\mathrm{A}] = [\mathrm{A}]_0$）を用いて積分

すると
$$\ln([A] - [A]_{eq}) = \ln([A]_0 - [A]_{eq}) - (k_1 + k_{-1})t$$
となるので，平衡からのズレは1次反応に従って減少し，その速度定数は $k = k_1 + k_{-1}$ である．したがって，速度定数として $(k_1 + k_{-1})$ が求まり，平衡定数から k_1 と k_{-1} の比が求まるので，k_1 と k_{-1} を個々に算出できる．

この反応の平衡定数はグラフより，$K = \dfrac{[B]_{eq}}{[A]_{eq}} = \dfrac{80}{20} = 4$ であるから，$k_1 = 4k_{-1}$ となる．Aの減少速度の速度定数 k を求めるには，図より，30分後のAの濃度が60%であることから

$$\ln(60 - 20) = \ln(100 - 20) - k \times 30 \text{ min}$$
$$k = \frac{\ln 80 - \ln 40}{30 \text{ min}} = \frac{\ln 2}{30 \text{ min}} = \frac{0.693}{30 \text{ min}}$$
$$= 2.31 \times 10^{-2} \text{ min}^{-1}$$

が得られる．さらに，$k_1 = 4k_{-1}$ の関係から k_1 と k_{-1} が得られる．

$$k_1 = (2.31 \times 10^{-2}) \times \frac{4}{5} = 1.85 \times 10^{-2} \text{ min}^{-1}$$
$$k_{-1} = (2.31 \times 10^{-2}) \times \frac{1}{5} = 4.62 \times 10^{-3} \text{ min}^{-1}$$

問題 4

定温定圧下,次式で示される可逆反応において,化合物 A の初濃度を 200 mmol/L として反応を開始した.4 時間後 A の濃度を測定したら 100 mmol/L であった.さらに,この反応が平衡に達したときの A と B の濃度はそれぞれ,50 mmol/L と 150 mmol/L であった.この反応の速度定数 k_1 および k_{-1} の値を求めなさい.ただし,素反応は 1 次反応で進行するものとし,$\ln 3 = 1.10$ とする.

$$A \underset{k_{-1}}{\overset{k_1}{\rightleftharpoons}} B$$

解答 $k_1 = 0.207 \text{ hr}^{-1}$, $k_{-1} = 0.069 \text{ hr}^{-1}$

解説

A の初濃度を $[A]_0$,平衡状態での A,B の濃度をそれぞれ $[A]_{eq}$,$[B]_{eq}$ とすると,A の減少速度の積分型速度式は,

$$\ln([A] - [A]_{eq}) = \ln([A]_0 - [A]_{eq}) - (k_1 + k_{-1})t$$

で表されるので,この式にそれぞれの値を代入して $(k_1 + k_{-1})$ を求める.

$$\ln(100 - 50) = \ln(200 - 50) - (k_1 + k_{-1}) \times 4$$

$$4(k_1 + k_{-1}) = \ln \frac{150}{50} = \ln 3 = 1.10$$

$$(k_1 + k_{-1}) = \frac{1.10}{4} = 0.275 \text{ hr}^{-1}$$

次に平衡定数を求めると

$$K = \frac{k_1}{k_{-1}} = \frac{[B]_{eq}}{[A]_{eq}} = \frac{150}{50} = 3$$

となり,$k_1 = 3 k_{-1}$ が得られる.したがって,

$$k_1 + k_{-1} = 3 k_{-1} + k_{-1} = 4 k_{-1} = 0.275 \text{ hr}^{-1}$$

$$k_{-1} = \frac{0.275}{4} = 0.069 \,\text{hr}^{-1}$$
$$k_1 = 3\,k_{-1} = 0.069 \times 3 = 0.207 \,\text{hr}^{-1}$$

演習問題

〔1〕 次の1次反応からなる連続反応において，速度定数 k_1 と k_2 の間には $k_1 = 2k_2$ の関係がある．中間体であるBの濃度の極大値 $[B]_{max}$ は3時間後に観測された．k_1 および k_2 の値を求めなさい．ただし，$\ln 2 = 0.693$ とする．

$$A \xrightarrow{k_1} B \xrightarrow{k_2} C$$

〔2〕 次の併発反応において，反応物Aの初濃度を 60 mmol/L，$k_B = 0.924\,\mathrm{hr^{-1}}$，$k_C = 0.462\,\mathrm{hr^{-1}}$ とするとき，Aの半減期とその時点でのBとCの濃度を求めなさい．ただし，$\ln 2 = 0.693$ とする．

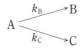

〔3〕 薬物Aは25℃で保存されるとき，図に示すように2種類の分解物BとCを同時に生成する．分解はいずれも1次反応に従い，分解速度定数は $k_B = 5 \times 10^{-4}\,\mathrm{hr^{-1}}$，$k_C = 2 \times 10^{-3}\,\mathrm{hr^{-1}}$ であるとする．同じ条件下で保存するとき，Aの残存率が90%になるまでの時間を求めなさい．ただし，$\ln 10 = 2.3$，$\ln 9 = 2.2$ とする．

〔4〕 薬物Aは常温で保存されるとき，2種類の分解物BとCを同時に生成する．分解はいずれも1次反応に従い，Aの半減期は6時間であった．Aの初濃度を 0.1 mol/L としたとき，2時間後のBの濃度を測定したところ，0.014 mol/L であった．分解速度定数 k_B およ

び k_C の値を求めなさい．ただし，$e^{-0.231} = 0.79$, $e^{-2.534} = 0.079$, $\ln 0.1 = -2.303$ とする．

[5] 定温定圧下，次式で示される可逆反応が平衡に達したとき，AとBの濃度はそれぞれ，2.0×10^{-2} mol/L, 1.5×10^{-3} mol/L であった．また，正反応の速度定数を求めたところ，$k_1 = 3.0 \times 10^{-3}$ hr^{-1} であった．k_{-1} の値を求めなさい．ただし，いずれの反応も1次反応で進行するものとする．

$$A \underset{k_{-1}}{\overset{k_1}{\rightleftarrows}} B$$

[6] 次の図で表される可逆反応の速度定数 k_1 および k_{-1} を求めなさい．ただし，反応開始時には化合物Aのみが存在し，可逆反応によって化合物Bを生じる．また，正逆反応とも1次反応で進行し，$\ln 2 = 0.693$ とする．

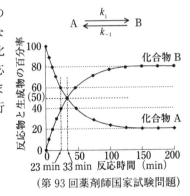

(第93回薬剤師国家試験問題)

演習問題・解答

〔1〕 $k_1 = 0.462 \, \mathrm{hr}^{-1}$, $k_2 = 0.231 \, \mathrm{hr}^{-1}$

$[B]_{max}$ が観測される時間を t_{max} といい,次式で与えられる.

$$t_{max} = \frac{1}{k_1 - k_2} \ln \frac{k_1}{k_2}$$

この式に $t_{max} = 3 \, \mathrm{hr}$, $k_1 = 2\,k_2$ を代入すればよい.

$$\frac{1}{2\,k_2 - k_2} \ln \frac{2\,k_2}{k_2} = \frac{\ln 2}{k_2} = \frac{0.693}{k_2} = 3 \, \mathrm{hr}$$

$$k_2 = \frac{0.693}{3} = 0.231 \, \mathrm{hr}^{-1}$$

$$k_1 = 2\,k_2 = 2 \times 0.231 = 0.462 \, \mathrm{hr}^{-1}$$

〔2〕 $t_{1/2} = 0.5 \, \mathrm{hr}$, $[B] = 20 \, \mathrm{mmol/L}$, $[C] = 10 \, \mathrm{mmol/L}$

A の分解反応の速度定数 k は,$k = k_B + k_C = 0.924 + 0.462 = 1.386 \, \mathrm{hr}^{-1}$ である.

したがって,A の半減期は

$$t_{1/2} = \frac{\ln 2}{k} = \frac{0.693}{1.386} = 0.5 \, \mathrm{hr}$$

この時点で,A の $30 \, \mathrm{mmol/L}$ が B と C に変化したことになる.その濃度比はそれぞれの速度定数の比 ($k_B : k_C$) であるので,次のようになる.

$$[B] = 30 \, \mathrm{mmol/L} \times \frac{0.924}{1.386} = 20 \, \mathrm{mmol/L}$$

$$[C] = 30 \, \mathrm{mmol/L} \times \frac{0.462}{1.386} = 10 \, \mathrm{mmol/L}$$

〔3〕 $40 \, \mathrm{hr}$

A の分解反応の速度定数 k は,$k = k_B + k_C = (0.5 \times 10^{-3}) + (2 \times 10^{-3}) = 2.5 \times 10^{-3} \, \mathrm{hr}^{-1}$ であるので,1次反応の速度式に代入する.

$$\ln [A] = \ln [A]_0 - kt$$

$$t = \frac{\ln[A]_0 - \ln[A]}{k} = \frac{\ln 10 - \ln 9}{k} = \frac{2.3 - 2.2}{2.5 \times 10^{-3}\,\text{hr}^{-1}} = 40\,\text{hr}$$

[4] $k_B = 7.7 \times 10^{-2}\,\text{hr}^{-1}$, $k_B = 3.9 \times 10^{-2}\,\text{hr}^{-1}$

Aの半減期が6時間であることから，速度定数k（$k_B + k_C$）は

$$k = \frac{\ln 2}{t_{1/2}} = \frac{0.693}{6\,\text{hr}} = 0.1155\,\text{hr}^{-1}$$

2時間後のAの濃度を指数関数型の速度式を用いて計算する．

$$[A] = [A]_0 \cdot e^{-kt} = 0.1 \cdot e^{-(0.1155 \times 2)} = 0.1 \times e^{-0.231}$$
$$= 0.1 \times 0.79 = 0.079\,\text{mol/L}$$

一方，対数型の速度式を用いた場合，

$$\ln[A] = \ln[A]_0 - kt = \ln 0.1 - (0.1155 \times 2)$$
$$= -2.303 - 0.231 = -2.534$$

$$[A] = e^{-2.534} = 0.079\,\text{mol/L}$$

すなわち，Aの$(0.1 - 0.079) = 0.021\,\text{mol/L}$がBとCに変化したことになる．

2時間後の$[B]$は$0.014\,\text{mol/L}$であったので，$[C]$は$(0.021 - 0.014) = 0.007\,\text{mol/L}$である．

したがって，$[B]:[C] = 0.014:0.007 = 2:1$となり，

$$k_B = 0.1155 \times \frac{2}{3} = 0.077\,\text{hr}^{-1}$$

$$k_C = 0.1155 \times \frac{1}{3} = 0.039\,\text{hr}^{-1}$$

[5] $k_{-1} = 4 \times 10^{-2}\,\text{hr}^{-1}$

平衡定数，濃度，速度定数の間には次式が成立する．

$$K = \frac{[B]_{eq}}{[A]_{eq}} = \frac{k_1}{k_{-1}}$$

この式にそれぞれの値を代入すると，

$$\frac{1.5 \times 10^{-3}}{2 \times 10^{-2}} = \frac{3 \times 10^{-3}\,\text{hr}^{-1}}{k_{-1}}$$

$$k_{-1} = \frac{20 \times 10^{-3} \times 3 \times 10^{-3}}{1.5 \times 10^{-3}} = 4 \times 10^{-2}\,\text{hr}^{-1}$$

[6] $k_1 = 0.024\,\text{min}^{-1}$, $k_{-1} = 0.006\,\text{min}^{-1}$

平衡定数から k_1 と k_{-1} の比を求める.図から

$K = \dfrac{[\text{B}]_{\text{eq}}}{[\text{A}]_{\text{eq}}} = \dfrac{80}{20} = 4$ が得られるので,$k_1 : k_{-1} = 4 : 1$ となる.

グラフより,Aの半減期は 23 min(33 min でないことに注意)であるので,速度定数 k $(k_1 + k_{-1})$ は

$$k = \frac{\ln 2}{t_{1/2}} = \frac{0.693}{23\,\text{min}} = 0.03\,\text{min}^{-1}$$

となる.この値を $k_1 : k_{-1} = 4 : 1$ に割りふる.

$$k_1 = 0.03 \times \frac{4}{5} = 0.024\,\text{min}^{-1}$$

$$k_{-1} = 0.03 \times \frac{1}{5} = 0.006\,\text{min}^{-1}$$

または,可逆反応における反応物Aの積分型速度式を用いる.
$\ln([\text{A}] - [\text{A}]_{\text{eq}}) = \ln([\text{A}]_0 - [\text{A}]_{\text{eq}}) - (k_1 + k_{-1})t$
これに,$[\text{A}]_{\text{eq}} = 20\%$,$t = 23\,\text{min}$ のとき $[\text{A}] = 60\%$ を代入すると,

$$k_1 + k_2 = \frac{\ln 80 - \ln 40}{t} = \frac{\ln 2}{23\,\text{min}} = \frac{0.693}{23\,\text{min}} = 0.03\,\text{min}^{-1}$$

となり,これを $k_1 : k_{-1} = 4 : 1$ に割りふる.

3-3 反応速度と温度

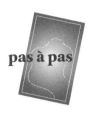

反応速度定数 k と温度 T の関係は，**アレニウス（Arrhenius）式**で表される．

$$k = A \cdot e^{-\frac{E_a}{RT}} = \ln A \cdot \exp\left(-\frac{E_a}{RT}\right) \tag{1}$$

$$\ln k = \ln A - \frac{E_a}{RT} \tag{2}$$

$$\log k = \log A - \frac{E_a}{2.303\,RT} \tag{3}$$

ここで，E_a は**活性化エネルギー**，A は**頻度因子**，R は気体定数である．ある温度 T_1 および T_2 における速度定数 k_1 および k_2 がわかっていれば，これらをアレニウス式(2)に代入して得られる式(4)と式(5)の差をとった式(6)から**活性化エネルギー** E_a を求めることができる．

$$\ln k_1 = \ln A - \frac{E_a}{RT_1} \tag{4}$$

$$\ln k_2 = \ln A - \frac{E_a}{RT_2} \tag{5}$$

$$\ln \frac{k_2}{k_1} = \frac{E_a}{R}\left(\frac{1}{T_1} - \frac{1}{T_2}\right) \tag{6}$$

$$\log \frac{k_2}{k_1} = \frac{E_a}{2.303\,R}\left(\frac{1}{T_1} - \frac{1}{T_2}\right) \tag{7}$$

さらに，得られた活性化エネルギーを式(4)に代入すると頻度因子が求められる．

また，アレニウス式(2)は温度を変えて（T_1, T_2, T_3）それぞれの速度定数（k_1, k_2, k_3）を測定し，$1/T$ に対して $\ln k$ をプロット（**アレニウ**

3-3 反応速度と温度

スプロットという）すると，図のような負の傾きの直線が得られ，直線の傾き（$-E_a/R$）から活性化エネルギーが，y 軸の切片（$\ln A$）から頻度因子 A が求められることを示している．さらに，アレニウスプロットを用いると，任意の温度（T_4）での速度定数 k_4 を求めることができる．

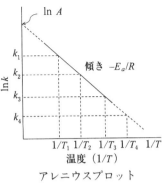

アレニウスプロット

問題 1

ある反応において，30℃での反応速度は20℃での反応速度の2倍になった．この反応の活性化エネルギーを求めなさい．ただし，気体定数は $R = 8.31 \, \text{J K}^{-1} \, \text{mol}^{-1}$，$\ln 2 = 0.693$ とする．

解答 $51.1 \, \text{kJ mol}^{-1}$

解説

$\ln \dfrac{k_2}{k_1} = \dfrac{E_a}{R} \left(\dfrac{1}{T_1} - \dfrac{1}{T_2} \right)$ に $k_2 = 2 \, k_1$，$T_1 = 293$ K，$T_2 = 303$ K，$R = 8.31 \, \text{J K}^{-1} \, \text{mol}^{-1}$ を代入する．

$$\ln \frac{2}{1} = \frac{E_a}{8.31} \left(\frac{1}{293} - \frac{1}{303} \right)$$

$$0.693 = \frac{E_a \, (303 - 293)}{8.31 \times 293 \times 303} = \frac{10 \, E_a}{737753} = \frac{E_a}{73775}$$

$$E_a = 0.693 \times 73775 = 51126 \, \text{J mol}^{-1} = 51.1 \, \text{kJ mol}^{-1}$$

問題2

薬物Aの分解反応はアレニウス式(1)に従い，この反応の活性化エネルギーは62 kJ mol^{-1}であった．反応温度を25℃から35℃に上昇させたとき，その速度定数は何倍になるか計算しなさい．ただし，e$^{0.81}$ = 2.25 とする．

$$k = A \cdot e^{-\frac{E_a}{RT}} \tag{1}$$

解答　2.3倍

解説

式(1)の両辺の自然対数をとると

$$\ln k = \ln A - \frac{E_a}{R} \cdot \frac{1}{T} \tag{2}$$

が得られる．温度T_1とT_2のときのアレニウス式の差をとると式(3)が得られる．

$$\ln \frac{k_2}{k_1} = \frac{E_a}{R} \left(\frac{1}{T_1} - \frac{1}{T_2} \right) \tag{3}$$

上式に，$E_a = 62 \times 10^3$ J mol^{-1}, $T_1 = 298$ K, $T_2 = 308$ K, $R = 8.31$ J K^{-1} mol^{-1}を代入すると

$$\ln \frac{k_2}{k_1} = \frac{E_a}{R} \left(\frac{1}{T_1} - \frac{1}{T_2} \right) = \frac{62000}{8.31} \times \left(\frac{1}{298} - \frac{1}{308} \right) = 0.81$$

$$\frac{k_2}{k_1} = e^{0.81} = 2.25 \quad \text{よって，} k_1 : k_2 = 1 : 2.3$$

となる．一般に，**常温付近で温度が10℃上昇すると，分解速度は2〜3倍速くなる**．

問題3

ある薬物の苛酷試験を50℃, 70℃, 90℃で行い, それぞれの分解速度定数を求めた. アレニウス式に基づきその速度定数 k の対数と絶対温度 T の逆数との関係をプロットすると, 下図の結果が得られた. 次の問に答えなさい.

温度(℃)	$k\,(\mathrm{hr}^{-1})$
50	2.6×10^{-3}
70	2.0×10^{-2}
90	6.4×10^{-2}

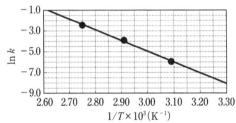

(1) この反応の活性化エネルギー (E_a) と頻度因子 (A) を求めなさい. ただし, $e^{25} = 7.2 \times 10^{10}$ とする.

(2) 25℃における速度定数を求めなさい. ただし, $e^{-8.5} = 2.0 \times 10^{-4}$ とする.

解答 (1) $E_a = 83.1\,\mathrm{kJ\,mol^{-1}}$, $A = 7.20 \times 10^{10}\,\mathrm{hr}^{-1}$

(2) $k = 2.0 \times 10^{-4}\,\mathrm{hr}^{-1}$

解説

温度 T を変えて速度定数 k を測定し, $1/T$ に対して $\ln k$ をプロット

すると，図のような負の傾きの直線が得られ，直線の傾き $(-E_a/R)$ から活性化エネルギーが，y 軸の切片 $(\ln A)$ から頻度因子 A が求められる.

(1) 目盛が読みやすい直線上の 2 点をとり，直線の傾きを求めると

$$\frac{-7.0-(-5.5)}{(3.20-3.05)\times 10^{-3}} = \frac{-1.5}{0.15\times 10^{-3}\,(\mathrm{K}^{-1})} = -1\times 10^{4}\,\mathrm{K}$$

が得られる．この値は $-E_a/R$ に相当するので

$$E_a = R\times 10^{4}\,\mathrm{K} = 8.31\,(\mathrm{J\,K^{-1}\,mol^{-1}})\times 10^{4}\,(\mathrm{K})$$
$$= 83100\,\mathrm{J\,mol^{-1}} = 83.1\,\mathrm{kJ\,mol^{-1}}$$

となる．

頻度因子は，得られた活性化エネルギーと $1/T = 3.20\times 10^{-3}\,\mathrm{K}^{-1}$ の時の $\ln k = -7.0$ を用いて計算すればよい．頻度因子は速度定数と同じ単位をもつ．

$$\ln A = \ln k + \frac{E_a}{RT} = -7.0 + \frac{8.31\times 10^{4}\,\mathrm{J\,mol^{-1}}\times 3.2\times 10^{-3}\,\mathrm{K}}{8.31\,\mathrm{J\,K^{-1}\,mol^{-1}}}$$
$$= -7.0 + 32 = 25$$
$$A = \mathrm{e}^{25} = 7.20\times 10^{10}\,\mathrm{hr^{-1}}$$

(2) 得られた活性化エネルギーと頻度因子の値をアレニウス式に代入すると，任意の温度での速度定数 k が計算できる．25℃ (298K) では

$$\frac{1}{T} = \frac{1}{298} = 3.35\times 10^{-3}\,\mathrm{K}$$

$$\ln k = \ln A - \frac{E_a}{RT} = 25 - \frac{8.31\times 10^{4}\,\mathrm{J\,mol^{-1}}\times 3.35\times 10^{-3}\,\mathrm{K}}{8.31\,\mathrm{J\,K^{-1}\,mol^{-1}}}$$
$$= 25 - 33.5 = -8.5$$
$$k = \mathrm{e}^{-8.5} = 2.0\times 10^{-4}\,\mathrm{hr^{-1}}$$

問題4

ある薬物は1次反応で分解し，その半減期と絶対温度との関係をプロットすると図のようになった．温度が13℃から30℃に上昇したとき，反応速度定数は何倍になるか．

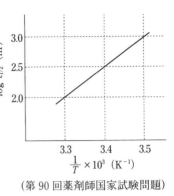

(第90回薬剤師国家試験問題)

解答・解説

温度が13℃のときの$1/T$は$1/(273 + 13) = 3.5 \times 10^{-3} \, \mathrm{K}^{-1}$で，$\log t_{1/2} = 3.0$であるから$t_{1/2} = 10^3 \, \mathrm{hr}$となる．温度が30℃のときの$1/T$は$1/(273 + 30) = 3.3 \times 10^{-3} \, \mathrm{K}^{-1}$で，$\log t_{1/2} = 2.0$であるから$t_{1/2} = 10^2 \, \mathrm{hr}$である．すなわち，半減期が10分の1に減少したので，反応速度定数は10倍に増加する．

演習問題

[1] ある薬物の苛酷試験を50℃, 70℃, 90℃で行い, アレニウス式に基づいて, その分解反応速度定数 k の自然対数と絶対温度 T の逆数との関係をプロットすると下図のようになった. 図中の回帰直線は, $\ln k = 20.5 - 8400 \cdot (1/T)$ であった. このときの分解反応の活性化エネルギーを求めなさい. ただし, アレニウス式は $k = A \cdot e^{-Ea/RT}$ で表され, A は頻度因子, E_a は活性化エネルギー, R は気体定数 $(8.3\,\mathrm{J\,K^{-1}\,mol^{-1}})$ である.

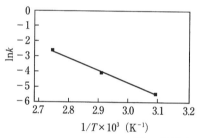

(第89回薬剤師国家試験問題)

[2] 0.10 mol/L 中での尿素の分解反応は一次反応に従って進行する. 温度 T を変えて速度定数 k を測定したところ次の結果が得られた. この反応の活性化エネルギーと頻度因子を計算しなさい. ただし, $\ln 8.8 = 2.17$, $\ln(2.5 \times 10^{-6}) = -12.9$, $R = 8.31\,\mathrm{J\,K^{-1}\,mol^{-1}}$ とする.

温度 (℃)	k (min^{-1})
40	2.5×10^{-6}
60	2.2×10^{-5}

演習問題・解答

[1]

回帰直線 $\ln k = 20.5 - 8400 \times \left(\dfrac{1}{T}\right)$ の傾き $\left(-\dfrac{E_a}{R}\right)$ が -8400 である.

$-\dfrac{E_a}{R} = -8400$ より

$E_a = 8400 \times 8.3 = 69720 = 70 \times 10^3 \, \text{J mol}^{-1}$
$ = 70 \, \text{kJ mol}^{-1}$

[2]

$\ln \dfrac{k_2}{k_1} = \dfrac{E_a}{R}\left(\dfrac{1}{T_1} - \dfrac{1}{T_2}\right)$ に代入する.

$\ln \dfrac{2.2 \times 10^{-5}}{2.5 \times 10^{-6}} = \dfrac{E_a}{8.31}\left(\dfrac{1}{273+40} - \dfrac{1}{273+60}\right)$

$\ln 8.8 = \dfrac{E_a}{8.31}\left(\dfrac{333-313}{313 \times 333}\right)$

$E_a = \dfrac{2.17 \times 8.31 \times 313 \times 333}{20} = 93977 \, \text{J mol}^{-1} = 94 \, \text{kJ mol}^{-1}$

さらに頻度因子 A は次式より求める.

$\ln A = \ln k + \dfrac{E_a}{RT}$

$\ln A = \ln(2.5 \times 10^{-6}) + \dfrac{94000}{8.31 \times 313}$

$ = -12.9 + 36.2$

$ = 23.2$

$A = e^{23.2} = 1.3 \times 10^{10} \, \text{min}^{-1}$

3-4 酸・塩基触媒反応

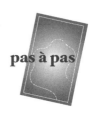

エステル結合やアミド結合をもつ医薬品の加水分解反応は，H_3O^+ あるいは OH^- によって分解速度が著しく促進される場合がある．このような反応を**酸・塩基触媒反応**という．ある pH の水溶液中でのみかけの速度定数 k は

$$k = k_H[H_3O^+] + k_{OH}[OH^-] + k_0 \tag{1}$$

で表される．ここで，k_H は酸触媒による速度定数，k_{OH} は塩基触媒による速度定数，k_0 は触媒作用を受けない領域の速度定数である．pH が低い場合は式(1)の第一項が支配的となり，みかけの速度定数は

$$k = k_H[H_3O^+] \tag{2}$$

で表される．pH が高い場合は式 (1) の第二項が支配的となり

$$k = k_{OH}[OH^-] \tag{3}$$

で表される．触媒である H_3O^+ あるいは OH^- の濃度は一定に保たれるので，酸・塩基触媒反応の速度は**擬 1 次反応**として進行する．したがって，みかけの速度定数 k と k_0 は 1 次反応の速度定数の次元であり，k_H と k_{OH} は 2 次反応の速度定数の次元となる．

$$k_H = \frac{k}{[H_3O^+]} \tag{4}$$

$$k_{OH} = \frac{k}{[OH^-]} \tag{5}$$

さらに k_{OH} は，水のイオン積 ($K_W = [H_3O^+][OH^-]$) を用いると次式で表すことができる．

$$k_{OH} = \frac{k[H_3O^+]}{K_W} \tag{6}$$

問題 1

中性以上でもっぱら水酸化物イオン（OH⁻）の触媒作用を受け加水分解される医薬品がある．この医薬品のpH 7.7での加水分解速度定数は$0.05\ \mathrm{min^{-1}}$であった．この温度における水のイオン積を$K_\mathrm{w} = 10^{-14}\ (\mathrm{mol/L})^2$とすれば，この医薬品の水酸化物イオン触媒による触媒定数（k_OH）はいくらか．ただし，$\log 2 = 0.3$とする．

解答　$k_\mathrm{OH} = 1 \times 10^5\ \mathrm{L\ mol^{-1}\ min^{-1}}$

解説

中性以上で水酸化物イオンの触媒作用を受けるので，見かけの速度定数は

$$k = k_\mathrm{OH}[\mathrm{OH^-}] = k_\mathrm{OH}\frac{K_\mathrm{w}}{[\mathrm{H_3O^+}]}$$

で表される．塩基触媒定数k_OHは

$$\begin{aligned}k_\mathrm{OH} &= k \times \frac{[\mathrm{H_3O^+}]}{K_\mathrm{w}} = 0.05 \times \frac{10^{-7.7}}{10^{-14}} = 0.05 \times 10^{6.3}\\ &= 0.05 \times 10^6 \times 10^{0.3}\\ &= 0.05 \times 10^6 \times 2 = 1 \times 10^5\ \mathrm{L\ mol^{-1}\ min^{-1}}\end{aligned}$$

となる．k_OHは2次反応の速度定数の次元（時間$^{-1}$・濃度$^{-1}$）であることに注意する．

問題2

薬物 A の水溶液中における見かけの分解速度定数 k と H_3O^+ による酸触媒定数 k_H との間には次の関係がある．25℃で，pH 3 の水溶液中における薬物 A の半減期が 6 時間であった．次の各問に答えなさい．

$$k = k_H[H_3O^+]$$

(1) pH 3 の水溶液中におけるみかけの速度定数 k を求めなさい．
(2) 酸触媒定数 k_H を求めなさい．
(3) pH 5 の水溶液中における薬物 A の半減期を求めなさい．

解答 (1) $k = 0.1155\,\mathrm{hr^{-1}}$　(2) $k_H = 115.5\,\mathrm{hr^{-1}\,L\,mol^{-1}}$
(3) $t_{1/2} = 600\,\mathrm{hr}$

解説

(1) 半減期からみかけの速度定数（1 次反応）を求める．

$$k = \frac{0.693}{6\,\mathrm{hr}} = 0.1155\,\mathrm{hr^{-1}}$$

(2) pH 3 では $[H_3O^+] = 10^{-3}\,\mathrm{mol/L}$ であるから

$$k_H = \frac{k}{[H_3O^+]} = \frac{0.1155\,\mathrm{hr^{-1}}}{10^{-3}\,\mathrm{mol/L}} = 115.5\,\mathrm{hr^{-1}\,L\,mol^{-1}}$$

(3) pH 5 におけるみかけの速度定数は

$$k = k_H[H_3O^+] = 115.5\,(\mathrm{hr^{-1}\,L\,mol^{-1}}) \times 10^{-5}\,(\mathrm{mol\,L^{-1}})$$
$$= 1.155 \times 10^{-3}\,\mathrm{hr^{-1}}$$

となり，半減期は

$$t_{1/2} = \frac{0.693}{k} = \frac{0.693}{1.155 \times 10^{-3}} = 600\,\mathrm{hr}$$

となる．すなわち，pH が 2 大きくなると，$[H_3O^+]$ は 1/100 倍になり，速度定数も 1/100 倍となる．したがって，半減期は 100 倍長くなる．

問題 3

水溶液中での分解速度定数 k が次式で表される薬物がある.

$$k = k_H[H_3O^+] + k_{OH}[OH^-]$$

ここで, k_H は水素イオンによる触媒定数, k_{OH} は水酸化物イオンによる触媒定数である. $k_H = 10^3\,\mathrm{hr^{-1}\,L\,mol^{-1}}$, $k_{OH} = 10\,\mathrm{hr^{-1}\,L\,mol^{-1}}$ とすれば, この薬物を最も安定に保存できる pH はいくらか. ただし, 水のイオン積を $K_w = 1 \times 10^{-14}\,\mathrm{(mol/L)^2}$ とする.

(第 91 回薬剤師国家試験問題改変)

解答 pH 8

解説

最も安定に保存できる pH は k の値が最も小さくなるとき, すなわち
$$k_H[H_3O^+] = k_{OH}[OH^-]$$
のときである. そのときの pH を x として上式に代入すると

$10^3 \times 10^{-x} = 10 \times 10^{-(14-x)}$

$3 - x = 1 - 14 + x$

$3 + 13 = 2x$

$x = 8$

となる.

また, $k_H = 10^3\,\mathrm{hr^{-1}\,L\,mol^{-1}}$, $k_{OH} = 10\,\mathrm{hr^{-1}\,L\,mol^{-1}}$ として pH に対して $\log k$ をプロットすると右の図が得られ, 最も安定に存在できる pH は k の値が最も小さくなる 8 であることがわかる.

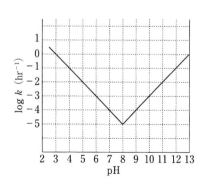

問題4

25℃において，薬物Aの水溶液中における分解反応のみかけの速度定数は次式で示される．

$$k = k_\mathrm{H}[\mathrm{H_3O^+}] + k_\mathrm{OH}[\mathrm{OH^-}]$$

水溶液のpHを変えてkを測定したところ，下表のデータが得られた．水素イオンによる触媒定数k_Hと水酸化物イオンによる触媒定数k_OHを求めなさい．ただし，水のイオン積は$K_\mathrm{w} = 10^{-14}$ (mol/L)^{2}とする．

pH	1.0	2.0	4.0	6.0	8.0	9.0
$\log k$ (hr^{-1})	0	-1	-3	-1	1	2

解答

$k_\mathrm{H} = 10\ \mathrm{hr^{-1}\,L\,mol^{-1}}$, $k_\mathrm{OH} = 10^7\ \mathrm{hr^{-1}\,L\,mol^{-1}}$

解説

酸性領域では，$k = k_\mathrm{H}[\mathrm{H_3O^+}]$であるから，$k_\mathrm{H} = \dfrac{k}{[\mathrm{H_3O^+}]}$と変形してそれぞれの値を代入する．

pH 1のとき，$[\mathrm{H_3O^+}] = 10^{-1}$ mol/L, $\log k = 0$ より $k = 1\ \mathrm{hr^{-1}}$

$$k_\mathrm{H} = \frac{k}{[\mathrm{H_3O^+}]} = \frac{1\ \mathrm{hr^{-1}}}{10^{-1}\ \mathrm{mol/L}} = 10\ \mathrm{hr^{-1}\,L\,mol^{-1}}$$

pH 2のとき，$[\mathrm{H_3O^+}] = 10^{-2}$ mol/L, $\log k = -1$ より $k = 10^{-1}\ \mathrm{hr^{-1}}$

$$k_\mathrm{H} = \frac{k}{[\mathrm{H_3O^+}]} = \frac{0.1\ \mathrm{hr^{-1}}}{10^{-2}\ \mathrm{mol/L}} = 10\ \mathrm{hr^{-1}\,L\,mol^{-1}}$$

pH 4のとき，$[\mathrm{H_3O^+}] = 10^{-4}$ mol/L, $\log k = -3$ より $k = 10^{-3}\ \mathrm{hr^{-1}}$

$$k_\mathrm{H} = \frac{k}{[\mathrm{H_3O^+}]} = \frac{10^{-3}\ \mathrm{hr^{-1}}}{10^{-4}\ \mathrm{mol/L}} = 10\ \mathrm{hr^{-1}\,L\,mol^{-1}}$$

どのpHをとってもk_Hは同じ値となる．

塩基性領域では，$k = k_{OH}[\text{OH}^-]$ より，$k_{OH} = \dfrac{k}{[\text{OH}^-]} = \dfrac{k[\text{H}_3\text{O}^+]}{K_w}$
と変形してそれぞれの値を代入して k_{OH} を求める．

pH 8 のとき，$[\text{H}_3\text{O}^+] = 10^{-8}\,\text{mol/L}$，$\log k = 1$ より $k = 10\,\text{hr}^{-1}$

$$k_{OH} = \frac{k[\text{H}_3\text{O}^+]}{K_w} = \frac{10 \times 10^{-8}\,\text{hr}^{-1}\,\text{mol/L}}{10^{-14}\,(\text{mol/L})^2} = 10^7\,\text{hr}^{-1}\,\text{L}\,\text{mol}^{-1}$$

pH 9 のとき，$[\text{H}_3\text{O}^+] = 10^{-9}\,\text{mol/L}$，$\log k = 2$ より $k = 10^2\,\text{hr}^{-1}$

$$k_{OH} = \frac{k[\text{H}_3\text{O}^+]}{K_w} = \frac{10^2 \times 10^{-9}\,\text{hr}^{-1}\,\text{mol/L}}{10^{-14}\,(\text{mol/L})^2} = 10^7\,\text{hr}^{-1}\,\text{L}\,\text{mol}^{-1}$$

どの pH をとっても同じ値となる．

演 習 問 題

〔1〕 常温で水酸化物イオン（OH^-）の触媒作用を受け加水分解される医薬品がある．この医薬品のpH 12における分解速度定数kは$0.1\ min^{-1}$である．pH 8における分解速度定数を求めなさい．ただし，同温度における水のイオン積を$K_w = 1 \times 10^{-14}\ (mol/L)^2$とする．

〔2〕 水溶液中の分解1次速度定数kが次式で表される薬物がある．
$$k = k_H[H^+] + k_{OH}[OH^-]$$
ここで，k_Hは水素イオンによる触媒定数，k_{OH}は水酸化物イオンによる触媒定数である．25℃において，pHを変えてkを測定したところ，pH 3のとき$10^5\ min^{-1}$，pH 10のとき$10^2\ min^{-1}$であった．この薬物を最も安定に保存できるpHを求めなさい．ただし，水のイオン積を$K_w = 1 \times 10^{-14}\ (mol/L)^2$とする．

〔3〕 水溶液中での分解速度定数kが次式で表される薬物がある．
$$k = k_H[H_3O^+] + k_{OH}[OH^-]$$
ここで，k_Hは水素イオンによる触媒定数，k_{OH}は水酸化物イオンによる触媒定数である．pH 4とpH 10におけるみかけの速度定数kがそれぞれ，$0.002\ hr^{-1}$と$0.01\ hr^{-1}$であるとき，この薬物を最も安定に保存できるpHを求めなさい．ただし，水のイオン積を$K_w = 10^{-14}\ (mol/L)^2$，$\log 2 = 0.30$とする．

演習問題・解答

〔1〕 $k = 10^{-5} \text{ min}^{-1}$

pH 12 におけるみかけの速度定数は，$k = 0.1 \text{ min}^{-1}$ であるから，塩基触媒定数 k_{OH} は

$$k_{\text{OH}} = k \times \frac{[\text{H}_3\text{O}^+]}{K_\text{w}} = 0.1 \text{ min}^{-1} \times \frac{10^{-12}}{10^{-14}} = 10 \text{ min}^{-1} \text{ mol}^{-1} \text{ L}$$

となり，この値は pH に関係なく一定である．したがって，pH 8 におけるみかけの速度定数は

$$k = k_{\text{OH}}[\text{OH}^-] = k_{\text{OH}} \cdot \frac{K_\text{W}}{[\text{H}_3\text{O}^+]} = 10 \text{ min}^{-1} \text{ mol}^{-1} \text{ L} \times \frac{10^{-14}}{10^{-8}}$$
$$= 10^{-5} \text{ min}^{-1}$$

となる．

〔2〕 pH 8

まず，k_H と k_{OH} を求める．

pH 3 のとき $k = 10^5 \text{ min}^{-1}$ であるから

$$k_\text{H} = \frac{k}{[\text{H}_3\text{O}^+]} = \frac{10^5}{10^{-3}} = 10^8 \text{ min}^{-1} \text{ mol}^{-1} \text{ L}$$

pH 10 のとき $k = 10^2 \text{ min}^{-1}$ であるから

$$k_{\text{OH}} = k \times \frac{[\text{H}_3\text{O}^+]}{K_\text{W}} = 10^2 \times \frac{10^{-10}}{10^{-14}} = 10^6 \text{ min}^{-1} \text{ mol}^{-1} \text{ L}$$

この薬物を最も安定に保存できる pH は，$k_\text{H}[\text{H}_3\text{O}^+] = k_{\text{OH}}[\text{OH}^-]$ のときであるから，このときの pH を x とすると

$$10^8 \times 10^{-x} = 10^6 \times 10^{-(14-x)}$$
$$8 - x = 6 - 14 + x$$
$$x = 8$$

〔3〕 pH 6.7

まず，k_H と k_{OH} を求める．

pH 4 のとき $k = 0.002 \text{ hr}^{-1}$ であるから

$$k_\mathrm{H} = \frac{k}{[\mathrm{H_3O^+}]} = \frac{2 \times 10^{-3}}{10^{-4}} = 20\ \mathrm{hr^{-1}\,mol^{-1}\,L}$$

pH 10 のとき $k = 0.01\ \mathrm{hr^{-1}}$ であるから

$$k_\mathrm{OH} = k \times \frac{[\mathrm{H_3O^+}]}{K_\mathrm{W}} = 10^{-2} \times \frac{10^{-10}}{10^{-14}} = 10^2\ \mathrm{min^{-1}\,mol^{-1}\,L}$$

この薬物を最も安定に保存できる pH は,$k_\mathrm{H}[\mathrm{H_3O^+}] = k_\mathrm{OH}[\mathrm{OH^-}]$ であるから,このときの pH を x とすると

$20 \times 10^{-x} = 10^2 \times 10^{-(14-x)}$

$10 \times 10^{0.3} \times 10^{-x} = 10^2 \times 10^{-(14-x)}$

$1 + 0.3 - x = 2 - 14 + x$

$13.3 = 2x$

$x = 6.7$

3-5 酵素触媒反応

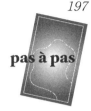
pas à pas

　酵素反応の特徴は，**酵素-基質複合体**（E-S）を形成したのち，触媒作用を受けて生成物Pに変化することである．ここで，E-S複合体の形成は可逆的であるとし，酵素反応過程は次式で表される．

$$\mathrm{E + S} \underset{k_{-1}}{\overset{k_1}{\rightleftharpoons}} \mathrm{E\text{-}S} \overset{k_2}{\longrightarrow} \mathrm{E + P}$$

酵素反応は通常，基質濃度が酵素濃度に比べ極めて高い条件下で行なう．また，化学的変化の起る過程である k_2 は，物理的な解離会合の過程である k_1, k_{-1} と比べてはるかに小さい（$k_2 \ll k_1, k_{-1}$）．それ故，E-S複合体が反応してEとPに変換して1サイクルが終わったとき，再生したEは大過剰に存在するSと反応してE-Sを再生し，回転（turnover）を繰り返す．通常，基質は酵素の1000倍以上の高濃度を用いるので，E-S濃度がほぼ一定と見なしうる時間が長く続き，その時間内で速度の測定が可能である．この状態を**定常状態**といい，定常状態にあるということは，d[E-S]/dt = 0 であることにほかならない．

　酵素反応の速度は，一番遅い過程（**律速段階**）によって決められるので，次式で表される．

$$v = \frac{d[\mathrm{P}]}{dt} = k_2 [\mathrm{E\text{-}S}] \tag{1}$$

ここで，[E-S]は直接にはわからないけれども，基質初濃度 [S]$_0$ と酵素初濃度 [E]$_0$ はわかっているので，複合体に組込まれていない酵素濃度を [E] とすると，

$$[\mathrm{E}]_0 = [\mathrm{E\text{-}S}] + [\mathrm{E}] \tag{2}$$

となる.また,複合体に組込まれていない遊離の基質濃度 $[S]$ は,$[S]_0 \gg [E]_0$ の条件下ではほとんど $[S]_0$ に等しい.いま,$[E\text{-}S]$ の生成速度を v_1,分解速度を v_2 とすると,次の関係が成立する.

$$v_1 = k_1[E][S] = k_1([E]_0 - [E\text{-}S])[S]_0$$
$$v_2 = (k_2 + k_{-1})[E\text{-}S] \tag{3}$$

定常状態では,$v_1 = v_2$ であるので,$[E\text{-}S]$ でまとめた次式が誘導される.

$$k_1([E]_0 - [E\text{-}S])[S]_0 = (k_2 + k_{-1})[E\text{-}S] \tag{4}$$

$$[E\text{-}S] = \frac{k_1[E]_0[S]_0}{k_2 + k_{-1} + k_1[S]_0} = \frac{[E]_0[S]_0}{\dfrac{k_2 + k_{-1}}{k_1} + [S]_0}$$

$$= \frac{[E]_0[S]_0}{K_m + [S]_0} \tag{5}$$

ここで,$K_m = \dfrac{k_2 + k_{-1}}{k_1}$ をミカエリス (Michaelis) **定数**といい,値が小さいほど酵素と基質の親和力が強いことを表す.したがって,全反応速度は式(1)と式(5)より次式で表される.

$$v = \frac{d[P]}{dt} = k_2[E\text{-}S] = \frac{k_2[E]_0[S]_0}{K_m + [S]_0} \tag{6}$$

さらに,基質濃度が十分大きくなる条件下で観測される速度を**最大速度** V_{max} といい,

$$V_{max} = k_2[E\text{-}S] = k_2[E]_0 \tag{7}$$

で表す.これを式(6)に組み入れると

$$v = \frac{d[P]}{dt} = = \frac{V_{max}[S]_0}{K_m + [S]_0} \tag{8}$$

となる.こうして導かれた式(8)が,酵素反応の速度式として有名な**ミカエリス-メンテン** (Michaelis-Menten) **式**である.この式に $v = V_{max}/2$ を代入すると

$$\frac{V_{max}}{2} = \frac{V_{max}[S]_0}{K_m + [S]_0} \tag{9}$$

$$[S]_0 = K_m \tag{10}$$

となる．すなわち，K_m とは $V_{max}/2$ の速度を与えるときの基質濃度に相当する．したがって，基質濃度 [S] を変えて初速度 v を測定し，図1のグラフを作成すると，$V_{max}/2$ の値から K_m が決定できる．

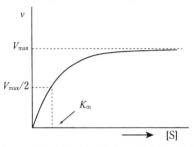

図1　酵素反応の速度と基質濃度との関係

　一般に，酵素反応の速度論的解析の目的は，基質の酵素に対する親和性 (K_m) や速度定数 k_2 を決定することにあるが，図1や式(8)からでは不便である．そこで，Lineweaver と Burk は式(8)の逆数をとると

$$\frac{1}{v} = \frac{K_m + [S]_0}{V_{max}[S]_0} = \frac{K_m}{V_{max}[S]_0} + \frac{1}{V_{max}} \tag{11}$$

となり，基質濃度の逆数を横軸に，反応速度の逆数を縦軸にプロットすると図2のような直線が得られ，K_m，V_{max} が決定できることを示した．この作図法を Lineweaver-Burk のプロットといい，図1より正確な値が得られる．

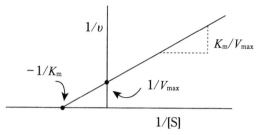

図2 Lineweaver-Burk のプロット

問題 1

図は酵素濃度を一定（1.0×10^{-6} mol/L）にして，基質濃度 [S] を変えて初速度 v を測定し，基質濃度の逆数と初速度の逆数の関係を示したものである．次の問に答えなさい．

(1) 反応速度の最大値 $V_{\max}$ を求めなさい．
(2) ミカエリス定数 K_{m} を求めなさい．

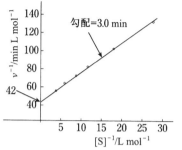

解答 (1) $V_{\max} = 2.38 \times 10^{-2}$ mol L^{-1} min^{-1}
(2) $K_{\mathrm{m}} = 7.14 \times 10^{-2}$ mol L^{-1}

解説

図は Lineweaver-Burk のプロットとよばれる．y 軸の切片（$1/V_{\max}$）が 42 であることから，

$$V_{\max} = \frac{1}{42} = 2.38 \times 10^{-2} \text{ mol L}^{-1} \text{ min}^{-1}$$

直線の勾配（$K_{\mathrm{m}}/V_{\max}$）が 3.0 min であることから，

$$K_{\mathrm{m}} = V_{\max} \times 3 \text{ min} = 2.38 \times 10^{-2} \text{ mol L}^{-1} \text{ min}^{-1} \times 3 \text{ min}$$
$$= 7.14 \times 10^{-2} \text{ mol L}^{-1}$$

が得られる．

問題2

次のデータは，ある酵素反応について酵素濃度を一定に保ち，基質濃度 [S] を変えて初速度 v を測定した結果である．Lineweaver-Burk 法によりデータをプロットし，ミカエリス定数 K_m と最大速度 V_{max} を求めなさい．

[S] (mmol L^{-1})	1.0	1.5	3.0	6.0	12.0
v (mmol L^{-1} min^{-1})	6.64	9.09	15.9	24.4	36.3

解答

$K_m = 7.14$ mmol L^{-1}, $V_{max} = 55.6$ mmol L^{-1} min^{-1}

解説

Lineweaver-Burk のプロットをするために $1/[S]$ と $1/v$ を計算する．

$1/[S]$ (mmol^{-1} L)	1.00	0.67	0.33	0.17	0.083
$1/v$ (mmol^{-1} L min)	0.15	0.11	0.063	0.041	0.028

基質濃度の逆数に対して初速度の逆数をプロットすると図のような直線が得られる．y 軸上の切片（$1/V_{max}$）から V_{max} が，x 軸の交点（$-1/K_m$）から K_m が決定できる．

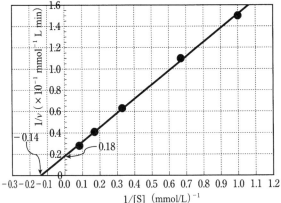

x 軸との交点が -0.14 であるから

$$-\frac{1}{K_{\mathrm{m}}} = -0.14 \text{ となり, } K_{\mathrm{m}} = \frac{1}{0.14} = 7.14 \text{ mmol L}^{-1}$$

y 軸の切片が 0.18×10^{-1} であるから

$$\frac{1}{V_{\max}} = 0.018 \text{ となり, } V_{\max} = \frac{1}{0.018}$$
$$= 55.6 \text{ mmol L}^{-1} \text{min}^{-1}$$

となる.

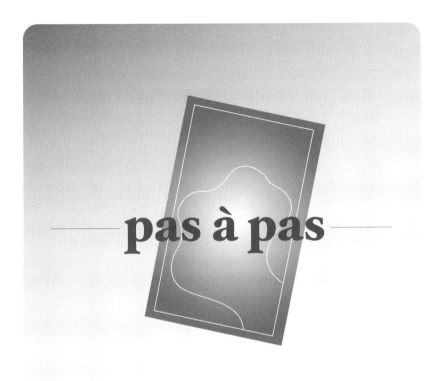

第4章

溶液の性質

4-1 希薄溶液の束一的性質

　希薄溶液では溶質の種類に関係なく，溶液中に含まれる溶質の粒子数（分子あるいはイオン数）によって決まる性質，すなわち，「何が溶けているか」ではなく，「**何個溶けているか**」によって決まる性質がある．これを**希薄溶液の束一的性質**といい，**蒸気圧降下**，**沸点上昇**，**凝固点降下**，および**浸透圧**の4つの現象がある．これらの性質は溶質の**質量モル濃度**（mol/kg）に比例するので，溶質の**分子量測定**や溶液の**等張化**の計算に利用される．ただし，この性質は**希薄溶液**において成立し，**溶質は不揮発性物質**で溶媒と反応しないことが条件である．また，希薄溶液なので，質量モル濃度を容量モル濃度（mol/L）で代用することができる．

(1) 蒸気圧降下

　溶媒Aに溶質Bを溶かした希薄溶液において，各成分の蒸気分圧（P_A, P_B）は**ラウールの法則**が成立し，次式で示される．

$$P_A = P_A^\circ x_A \qquad P_B = P_B^\circ x_B \tag{1}$$

ここで，P_A° と P_B° はそれぞれ純粋なAとBの蒸気圧，x_A と x_B はAとBのモル分率である（$x_A + x_B = 1$）．溶液の全蒸気圧は $P = P_A + P_B$ であるが，溶質Bが不揮発性物質の場合は $P_B = 0$ と見なされるので，溶液の蒸気圧は $P = P_A$ となり，純溶媒の蒸気圧 P_A° より必ず低くなる．その**蒸気圧降下度**（$\Delta P = P_A^\circ - P$）は**溶質のモル分率** x_B に比例し，比例定数が純溶媒の蒸気圧 P_A° となる．

$$\Delta P = P_A^\circ - P = P_A^\circ - P_A^\circ x_A = P_A^\circ (1 - x_A) = P_A^\circ x_B \tag{2}$$

ここで，希薄溶液では $n_A \gg n_B$ なので，x_B は次式で近似することができ

る．

$$x_B = \frac{n_B}{n_A + n_B} \cong \frac{n_B}{n_A} = \frac{W_B/M_B}{W_A/M_A} \quad (3)$$

ただし，n_A：溶媒のモル数　　n_B：溶質のモル数
　　　　M_A：溶媒の分子量　　M_B：溶質の分子量
　　　　W_A：溶媒の質量　　　W_B：溶質の質量

したがって，溶質のモル分率 x_B を質量モル濃度 (m) を用いて表すと，$x_B = m M_A/1000$ となるので，式(2)は

$$\Delta P = P_A^\circ \cdot \frac{M_A}{1000} \cdot m = K_p m \quad (4)$$

で表され，**希薄溶液の蒸気圧降下度 ΔP は質量モル濃度 m に比例する**ことがわかる．

さらに，式(2)と式(3)から

$$M_B = \frac{M_A W_B P_A^\circ}{W_A \Delta P} \quad (5)$$

が得られる．この式は蒸気圧 P_A° と分子量 M_A が既知の溶媒 A を用い，これに一定量の溶質 B (W_B) を溶かした溶液の蒸気圧降下度 ΔP を測定することにより，溶質 B の分子量 M_B が求められることを示している．

(2) 沸点上昇

図1に示したように不揮発性物質を溶かした希薄溶液の蒸気圧は純溶媒の蒸気圧より降下する．したがって，溶液の蒸気圧が外圧に達するためには標準沸点 T_b よりさらに温度を T まで上げなければならないので，沸点は上昇することになる．その**沸点上昇度 ΔT_b は溶質の質量モル濃度 m に比例する**．

$$\Delta T_b = K_b m \quad (6)$$

ここで，比例定数 K_b は $m = 1\,\text{mol/kg}$ のときの沸点上昇度であり，**モル沸点上昇定数**または**モル沸点上昇度**という．K_b は**溶媒に固有の値**であり，水の場合，$0.51\,\text{℃ kg mol}^{-1}$（または $0.51\,\text{K kg mol}^{-1}$）である．

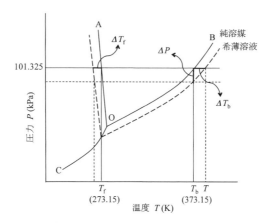

図1 蒸気圧降下,沸点上昇,凝固点降下の模式図
(OA:融解曲線,OB:蒸気圧曲線,OC:昇華曲線)

また,溶媒と溶質の質量をそれぞれ W_A, W_B,分子量を M_A, M_B とすると

$$m = \frac{1000\,W_B}{W_A M_B} \tag{7}$$

であるから,式(6)は

$$\Delta T_b = K_b \times m = K_b \times \frac{1000\,W_B}{W_A M_B} \tag{8}$$

となり,沸点上昇度 ΔT_b から不揮発性溶質Bの**分子量**が求められる.

$$M_B = \frac{1000\,W_B K_b}{W_A\,\Delta T_b} \tag{9}$$

(3) **凝固点降下**

不揮発性溶質を溶かした希薄溶液の蒸気圧曲線は純溶媒の蒸気圧曲線より下方に移動するので,融解曲線は温度の低い方へ移動する.したがって凝固点も降下する.その**凝固点降下度** ΔT_f は溶質の**質量モル濃度** m

に比例する.
$$\Delta T_f = K_f m \tag{10}$$
ここで，K_f は $m = 1\,\text{mol/kg}$ のときの降下度であり，これを**モル凝固点降下定数**という．K_f は**溶媒に固有の値**であり，水の場合，$1.86\,\text{℃ kg mol}^{-1}$（$1.86\,\text{K kg mol}^{-1}$）である．式(10)は次のようにも表され，凝固点降下度 ΔT_f から溶質 B の分子量が求められる．

$$\Delta T_f = K_f \times m = K_f \times \frac{1000\,W_B}{W_A\,\text{M}_B} \tag{11}$$

$$\text{M}_B = \frac{1000\,W_B\,K_f}{W_A\,\Delta T_f} \tag{12}$$

(4) 浸透圧

定温下，溶液と純溶媒が半透膜で隔てられているとき，純溶媒は平衡に達するまで溶液側に浸透する．浸透圧は溶液中の溶媒と純溶媒が平衡を保つように溶液側にかけるべき圧力である．van't Hoff は，希薄溶液の浸透圧 Π が溶質の濃度と熱力学温度（絶対温度）T に比例することを見いだした．

$$\Pi = m\,RT = CRT \quad \text{(van't Hoff の式)} \tag{13}$$

Π：浸透圧
m：質量モル濃度（mol/kg）
C：モル濃度（mol/L）
R：気体定数（$8.31\,\text{J K}^{-1}\,\text{mol}^{-1}$）
T：熱力学温度（K）

ここで，溶質の質量を W_B，分子量を M_B，溶液の体積を V とすると，式(13)は

$$\Pi = \frac{1000\,W_B\,RT}{V\,\text{M}_B} \tag{14}$$

で表され，次式から溶質の分子量 M_B を求めることができる．

$$\text{M}_B = \frac{1000\,W_B\,RT}{\Pi V} \tag{15}$$

(5) ファントホッフ係数

電解質溶液の場合，溶質の電離に伴い粒子（分子，イオン）濃度が変化するので，電離度を考慮する必要がある．NaCl の場合，初濃度を C，電離度を α とすると

$$\mathrm{NaCl} \rightleftarrows \mathrm{Na^+} + \mathrm{Cl^-}$$
$$C - C\alpha \quad C\alpha \quad C\alpha$$

溶存粒子のモル濃度は，$(C - C\alpha) + C\alpha + C\alpha = C(1 + \alpha)$ となり，初濃度 C の $(1 + \alpha)$ 倍になっている．そこでこの倍数を i で表し，**ファントホッフ係数**と呼ぶ．i は次式で求められる．

$$i = 1 + (n - 1)\alpha \tag{16}$$

ただし，n は電離して生じるイオンの数である．

電解質溶液の束一的性質は，ファントホッフ係数を乗じて濃度補正を行う必要がある．

$$\Delta P = i \frac{P_\mathrm{A}^\circ \cdot \mathrm{M_A}}{1000} \cdot m \tag{17}$$

$$\Delta T_\mathrm{b} = i K_\mathrm{b} m \tag{18}$$

$$\Delta T_\mathrm{f} = i K_\mathrm{f} m \tag{19}$$

$$\Pi = i CRT \tag{20}$$

問題 1

水 100 g に不揮発性の非電解質 5.0 g を溶解した溶液の蒸気圧は，3.13 kPa であった．298 K における水の蒸気圧を 3.17 kPa として，溶質の分子量を計算しなさい．

解答　71.36

解説

蒸気圧降下度（ΔP）は，

$$\Delta P = P_A^\circ x_B$$

希薄溶液では，$x_B = \dfrac{n_B}{n_A + n_B} \cong \dfrac{n_B}{n_A} = \dfrac{W_B/M_B}{W_A/M_A}$

が成立するので，$\Delta P = P_A^\circ x_B = \dfrac{W_B/M_B}{W_A/M_A} \cdot P_A^\circ$

$$M_B = \dfrac{W_B/M_A}{W_A} \cdot \dfrac{P_A^\circ}{\Delta P}$$

と変形し，それぞれの値を代入すればよい．

$$M_B = \dfrac{M_A W_B P_A^\circ}{W_A \Delta P} = \dfrac{18.01 \times 5.0 \times 3.17}{100 \times (3.17 - 3.13)} = 71.36$$

問題2

1気圧下，50 g の水に尿素（NH_2CONH_2, MW：60）を 1.5 g 溶かした溶液の沸点を求めなさい．ただし，水のモル沸点上昇定数は 0.51 ℃ kg mol^{-1} とし，ラウールの法則が成り立つとする．

解答 100.26 ℃

解説

まず，尿素の質量モル濃度を計算して次式に代入すればよい．

$$m = \frac{1.5}{60} \times \frac{1000}{50} = 0.5 \text{ mol/kg}$$

$$\Delta T_b = K_b m = 0.51(\text{℃ kg mol}^{-1}) \times 0.5(\text{mol kg}^{-1})$$
$$= 0.255 \text{ ℃}$$

したがって，溶液の沸点は，$T_b = 100 + 0.26 = 100.26$ ℃である．

問題 3

100 g の水に非電解質 A を 10.8 g 溶かした溶液を調製した．1 気圧下，この溶液の沸点は 100.26 ℃ であった．物質 A の分子量を求めなさい．ただし，水のモル沸点上昇定数は 0.51 ℃ kg mol^{-1} とする．

解答　211.85

解説

沸点上昇度は 100.26 − 100 = 0.26 ℃ であるので，与えられた数値を代入すればよい．

$$M_B = \frac{1000\, W_B K_b}{W_A\, \Delta T_b} = \frac{1000 \times 10.8 \times 0.51}{100 \times 0.26} = 211.85$$

問題4

100 g のベンゼン (MW：78) にナフタレン (MW：128) 1.0 g を溶解した溶液の凝固点は 5.14 ℃ であった．ベンゼンの標準凝固点を 5.53 ℃ とするとき，ベンゼンのモル凝固点降下定数を求めなさい．

解答 $K_f = 5.0$ ℃ kg mol^{-1}

解説

ナフタレンの質量モル濃度は，$m = \dfrac{1.0}{128} \times \dfrac{1000}{100} = 0.078$ mol/kg，

凝固点降下度は $5.53 - 5.14 = 0.39$ ℃ であるから，

$\Delta T_f = K_f m$ より，

$K_f = \dfrac{\Delta T_f}{m} = \dfrac{0.39 \text{ ℃}}{0.078 \text{ mol kg}^{-1}} = 5.0$ ℃ kg mol^{-1}

問題5

塩化ナトリウム（NaCl：58.5）の 0.88 w/v％水溶液の凝固点を測定したところ，− 0.52 ℃であった．NaCl の電離度 α はいくらか．ただし，水のモル凝固点降下定数は 1.86 ℃ kg mol^{-1} である．

解答　$\alpha = 0.86$

解説

凝固点降下度は $\Delta T_\mathrm{f} = 0.52$ ℃，NaCl の容量モル濃度は $\dfrac{0.88}{58.5} \times \dfrac{1000}{100} = 0.15$ mol/L である．ここで，容量モル濃度は質量モル濃度に等しいと近似して電解質溶液の凝固点降下度を求める次式に代入する．

$\Delta T_\mathrm{f} = i K_\mathrm{f} m \cong i K_\mathrm{f} C$ より

$$i = \frac{\Delta T_\mathrm{f}}{K_\mathrm{f} C} = \frac{0.52}{1.86 \times 0.15} = 1.86$$

ここで，ファントホッフ係数（i）は
$i = 1 + (n - 1)\alpha$（ただし，n は電離して生ずるイオンの数，α は電離度）で表されるので

$$\alpha = \frac{i - 1}{n - 1} = \frac{1.86 - 1}{2 - 1} = 0.86$$

となる．

問題6

ジエチレングルコール（$C_4H_{10}O_3$：106.12）を用いて不凍液をつくりたい．$-10℃$まで凍らないようにするためには，水1 kgに対して何グラムのジエチレングルコールを加えたらよいか．ただし，水のモル凝固点降下定数は$1.86 ℃\ kg\ mol^{-1}$とする．

解答　571 g

解説

不凍液の凝固点降下度を10℃とすればよい．

$\Delta T_f = K_f m$ より，溶質の濃度は $m = \dfrac{\Delta T_f}{K_f} = \dfrac{10\ ℃}{1.86\ ℃\ kg\ mol^{-1}} = 5.38\ mol/kg$ とすればよい．したがって，$106.12 \times 5.38 = 571\ g$ となる．

問題 7

ヒトの血清の浸透圧は，体温（310 K）でおよそ 7.7×10^5 Pa とされている．1気圧下における血清の凝固点と沸点を求めなさい．ただし，水のモル凝固点降下定数は 1.86 K kg mol^{-1}，水のモル沸点上昇定数は 0.51 K kg mol^{-1}，気体定数は 8.31 J K^{-1} mol^{-1} とする．

解答 凝固点 T_f = 272.59 K，沸点 T_b = 373.30 K

解説

それぞれの値を $\Pi = CRT$ に代入する．

7.7×10^5 Pa = $C \times$ 8.31 J K^{-1} mol^{-1} $\times$ 310 K

$$C = \frac{7.7 \times 10^5 \text{ Pa}}{8.31 \text{ J K}^{-1} \text{mol}^{-1} \times 310 \text{ K}} = 300 \text{ Pa J}^{-1} \text{mol}$$

ここで，J = Pa m^3 の関係があるので

C = 300 Pa J^{-1} mol = 300 mol m^{-3} = 0.3 mol L^{-1}

血清の凝固点降下度は，容量モル濃度（mol L^{-1}）が質量モル濃度（mol kg^{-1}）に等しいとして次式に代入して求める．

$\Delta T_\mathrm{f} = K_\mathrm{f} m$ = 1.86(K kg mol^{-1}) $\times$ 0.30(mol kg^{-1}) = 0.56 K

であり，凝固点は 273.15 − 0.56 = 272.59 K である．

血清の沸点上昇度は

$\Delta T_\mathrm{b} = K_\mathrm{b} m$ = 0.51(K kg mol^{-1}) $\times$ 0.30(mol kg^{-1}) = 0.15 K

であり，沸点は 373.15 + 0.15 = 373.30 K である．

問題8

25 ℃における 0.15 mol/L NaCl 水溶液の浸透圧（Π）と蒸気圧（P）を計算しなさい．ただし，NaCl の電離度は 0.9，25 ℃における水の蒸気圧は 3.17 kPa，気体定数は 8.31 J K^{-1} mol^{-1} とする．

解答 $\Pi = 7.06 \times 10^5$ Pa　　$P = 3.15$ kPa

解説

電解質の浸透圧は，$\Pi = iCRT$ で求められる．

$i = 1 + (n - 1)\alpha = 1.9$，$R = 8.31$ J K^{-1} mol^{-1}，$T = 273 + 25 = 298$ K，$C = 0.15$ mol L^{-1} = 0.15×10^3 mol m^{-3} を代入すればよい．（単位の換算に注意する）

$$\Pi = iCRT = 1.9 \times (0.15 \times 10^3)(\text{mol m}^{-3}) \times 8.31 (\text{J K}^{-1}\text{mol}^{-1}) \times 298 (\text{K})$$
$$= 7.06 \times 10^5 \text{ J m}^{-3} = 7.06 \times 10^5 \text{ Pa} \quad (\text{J} = \text{Pa m}^3)$$

希薄溶液の蒸気圧は，$P_A = P_A° x_A = P_A° (1 - x_B)$ で求められる．ここで，溶媒（水）のモル数は $n_A = \dfrac{1000 \text{ g}}{18.01 \text{ g/mol}} = 55.5$ mol，溶質である NaCl の溶液中での総粒子のモル数は $i \times 0.15 = 1.9 \times 0.15 = 0.285$ mol であるから，溶質のモル分率は，$x_B = \dfrac{n_B}{n_A + n_B} = \dfrac{0.285}{55.5 + 0.285} = 0.0051$ となる．したがって，溶液の蒸気圧は $P_A = P_A°(1 - x_B) = 3.17 \text{ kPa} \times (1 - 0.0051) = 3.15$ kPa となる．

問題9

37 ℃におけるヒトの血液の浸透圧を 7.7×10^5 Pa とするとき, 次の問に答えなさい. ただし, 気体定数は 8.31 J K^{-1} mol^{-1} とする.

(1) 血液と浸透圧の等しいグルコース($C_6H_{12}O_6$：180)水溶液を 100 mL つくるには, 何グラムのグルコースが必要か.

(2) 血液と浸透圧の等しい塩化ナトリウム（NaCl：58.5）水溶液を 100 mL つくるには, 何グラムの NaCl が必要か. ただし, NaCl の電離度は 0.95 とする.

(3) 血液と等張の塩化カルシウム（$CaCl_2$：111）水溶液を 100 mL つくるには, 何グラムの $CaCl_2$ が必要か. ただし, $CaCl_2$ は水中で完全に解離しているものとする.

解説

$\Pi = CRT = \dfrac{n_B}{V}RT$ より, 100 mL（10^{-4} m^3）の等張溶液をつくるのに要する溶質のモル数は, $n_B = \dfrac{\Pi V}{RT} = \dfrac{7.7 \times 10^5 \text{ Pa} \times 10^{-4} \text{ m}^3}{8.31 \text{ J K}^{-1} \text{ mol}^{-1} \times 310 \text{ K}} = 0.0299$ mol となる. （J = Pa m^3）

(1) 180 g/mol × 0.0299 mol = 5.38 g

(2) NaCl の電離度 α が 0.95 であるから, $i = 1.95$ となるので,
$$\dfrac{58.5 \times 0.0299}{1.95} = 0.90 \text{ g}$$

(3) $CaCl_2$ の電離度 α が 1 であるから, $i = 3$ となるので,
$$\dfrac{111 \times 0.0299}{3} = 1.11 \text{ g}$$

問題 10

ある医薬品の等張溶液を作りたい．この医薬品は一塩基性酸のナトリウム塩で，その分子量は 186，電離度は 0.9 である．濃度（w/v%）はいくらにすればよいか．ただし，血清の凝固点降下度は 0.52 ℃，水のモル凝固点降下定数は 1.86 ℃ kg mol^{-1} とする．

解答 2.7 w/v%

解説

等張溶液にするためには，血清と同じ凝固点降下度（$\Delta T_f = 0.52$ ℃）にする必要がある．また，溶質は電解質であるため濃度はファントホッフ係数による補正が必要である（$i = 1.9$）．

$$\Delta T_f = i K_f m \text{ より，} m = \frac{\Delta T_f}{i K_f} = \frac{0.52}{1.9 \times 1.86} = 0.147 \text{ mol/L}$$

したがって，濃度を w/v% で表すと

$$0.147 \times 186 \times \frac{100}{1000} = 2.7 \text{ w/v\%}$$

4-1 希薄溶液の束一的性質

問題 11

1気圧下，あるブドウ糖水溶液の凝固点降下度は 0.32 ℃ であった．この溶液の 25 ℃ における浸透圧を求めなさい．ただし，水のモル凝固点降下定数は 1.86 ℃ kg mol^{-1}，気体定数は 8.31 J K^{-1} mol^{-1} とする．

解答 4.26×10^5 Pa

解説

まず，凝固点降下度からモル濃度を求める．

$$m = \frac{\Delta T_\mathrm{f}}{K_\mathrm{f}} = \frac{0.32\,℃}{1.86\,℃\,\mathrm{kg\,mol^{-1}}} = 0.172\,\mathrm{mol/kg} \cong 0.172\,\mathrm{mol/L}$$

浸透圧に換算すると

$$\begin{aligned}
\varPi &= CRT \\
&= 0.172\,(\mathrm{mol\,L^{-1}}) \times 8.31\,(\mathrm{J\,K^{-1}\,mol^{-1}}) \times 298\,(\mathrm{K}) \\
&= 426\,\mathrm{J\,L^{-1}} = 426\,\mathrm{kPa}
\end{aligned}$$

＊単位の換算に注意する．

1 L = 10^{-3} m^3, J = Pa m^3 であるから

J L^{-1} = Pa m$^3/10^{-3}$ m^3 = 10^3 Pa = kPa

＊凝固点降下度を ΔT_f，モル凝固点降下定数を K_f とすると，希薄溶液の浸透圧 $\varPi$ は近似的に $\varPi = \Delta T_\mathrm{f} RT/K_\mathrm{f}$ で計算できる．

$$\begin{aligned}
\varPi &= \frac{\Delta T_\mathrm{f} RT}{K_\mathrm{f}} = \frac{0.32\,(℃) \times 8.31\,(\mathrm{J\,K^{-1}\,mol^{-1}}) \times 298\,(\mathrm{K})}{1.86\,(℃\,\mathrm{kg\,mol^{-1}})} \\
&= 426\,\mathrm{J\,kg^{-1}} \\
&= 426\,\mathrm{kPa}
\end{aligned}$$

演習問題

〔1〕 水 100 g にグルコース (MW：180) を 10.0 g 溶かした溶液の 100 ℃ における蒸気圧を求めなさい．ただし，100 ℃ における水の蒸気圧 $P°$ は 1.01325×10^5 Pa とする．

〔2〕 不揮発性の非電解質 2.50 g を 500 g の四塩化炭素 (CCl_4) に溶かした．この溶液の沸点は 0.11 ℃ 上昇した．CCl_4 の沸点は 76.74 ℃，モル沸点上昇定数は 4.88 ℃ kg mol^{-1} として，この非電解質の分子量を求めなさい．

〔3〕 水 500 g に塩化カルシウム ($CaCl_2$：111) を 2.2 g 溶かした溶液の凝固点を求めよ．ただし，$CaCl_2$ の電離度は 1，水のモル凝固点降下定数は 1.86 ℃ kg mol^{-1} とする．

〔4〕 あるタンパク質 1.00 g を水に溶かして 100 mL とした．等電点（正味の電荷を持たない pH）で 25 ℃ のとき，この溶液の水に対する浸透圧は 375 Pa であった．このタンパク質の分子量を求めなさい．ただし，気体定数は 8.31 J K^{-1} mol^{-1} とする．

〔5〕 37 ℃ におけるヒトの血液の浸透圧を 760 kPa とするとき，血液と浸透圧の等しいグルコース (MW：180) 水溶液を 100 mL つくるには，何グラムのグルコースが必要か．ただし，気体定数は 8.31 J K^{-1} mol^{-1} とする．

〔6〕 ある薬品 (MW：286) を水に溶かして血液と等張の注射液を 50 mL つくりたい．この薬品は水に溶けると，1 価の陽イオンと 1 価の陰イオンに解離する．その電離度が 0.8 であるとき，この薬品

を何グラム溶かせばよいか．ただし，血清の凝固点降下度は0.52 ℃，水のモル凝固点降下定数は1.86 ℃ kg mol^{-1}とする．

[7] 腎臓のヘンレ係蹄上行脚におけるNa$^+$，Cl$^-$の再吸収により，髄質間質に高浸透圧が形成される．生理的状態における髄質間質の塩化ナトリウム（式量：58.4）濃度は29 g/L，尿素（分子量：60.1）濃度は12 g/Lである．これら溶質が形成する浸透圧（Pa）を求めなさい．ただし，間質の体液は理想状態にあり，気体定数は8.31 J・mol^{-1}・K^{-1}，体温は37 ℃とし，塩化ナトリウムは完全に解離するとする．

(第98回薬剤師国家試験問題)

演習問題・解答

[1]

1.00325×10^5 Pa

グルコースのモル分率 (x_B) を求めると,

$$x_B = \frac{10/180}{(100/18) + (10/180)} = \frac{0.0556}{5.556 + 0.0556}$$

$$= \frac{0.0556}{5.6116} \cong 9.908 \times 10^{-3}$$

溶液の蒸気圧は溶質のモル分率に比例して降下するので,次式で求められる.

$$\Delta P = P_A^\circ\, x_B = 1.01325 \times 10^5 \times 9.908 \times 10^{-3} = 1004.3 \text{ Pa}$$

$$P = P_A^\circ - \Delta P = (1.01325 - 0.01004) \times 10^5 = 1.00321 \times 10^5 \text{ Pa}$$

別法) 溶液の蒸気圧降下度は次式に代入して求められる.

$$\Delta P = \frac{P_A^\circ\, M_A}{1000} \times m = \frac{1.01325 \times 10^5 \times 18.01}{1000} \times \frac{10}{180} \times \frac{1000}{100}$$

$$= 1014 \text{ Pa}$$

したがって,溶液の蒸気圧は $P = P^\circ - \Delta P = 101325 - 1014 = 100311$ Pa $= 1.00311 \times 10^5$ Pa である.

[2]

221.82

$\Delta T_b = K_b \times m = K_b \times \dfrac{1000\, W_B}{W_A\, M_B}$ より,

$$M_B = \frac{1000\, W_B K_b}{W_A\, \Delta T_b} = \frac{1000 \times 2.50 \times 4.88}{500 \times 0.11} = 221.82$$

[3]

-0.223℃

$$m = \frac{2.2}{111} \times \frac{1000}{500} = 0.04 \text{ mol/kg}$$

$\Delta T_\mathrm{f} = i K_\mathrm{f} m = 3 \times 1.86 (\mathrm{℃\ kg\ mol^{-1}}) \times 0.04 (\mathrm{mol\ kg^{-1}})$
$= 0.223\ ℃$

したがって，1気圧下での凝固点は $(0 - 0.223)\ ℃$ となる．

〔**4**〕

6670

気体定数に $8.31\ \mathrm{J\ K^{-1}\ mol^{-1}}$ を用いる場合，他の物理量をSI単位で表す必要がある．$100\ \mathrm{mL} = 10^{-4}\ \mathrm{m^3}$ とし，さらに $\mathrm{J} = \mathrm{Pa\ m^3}$ の関係より，$375\ \mathrm{Pa} = 375\ \mathrm{J\ m^{-3}}$ とする．

溶液の浸透圧からモル濃度を求める．$\Pi = CRT$ を変形して，

$$C = \frac{\Pi}{RT} = \frac{375\ \mathrm{Pa}}{8.31\ \mathrm{J\ K^{-1}\ mol^{-1}} \times 298\ \mathrm{K}}$$
$$= \frac{375\ \mathrm{J\ m^{-3}}}{8.31\ \mathrm{J\ K^{-1}\ mol^{-1}} \times 298\ \mathrm{K}} = 0.15\ \mathrm{mol/m^3}$$

水 $100\ \mathrm{mL}$（$10^{-4}\ \mathrm{m^3}$）中にタンパク質を $1.0\ \mathrm{g}$ 溶かしているので，$1\ \mathrm{m^3}$ 中には $10^4\ \mathrm{g}$ 溶けていることになる．したがって，分子量 M は $10^4/0.15 = 66670$ となる．

〔**5**〕

$5.4\ \mathrm{g}$

$\Pi = 760\ \mathrm{kPa} = 7.6 \times 10^5\ \mathrm{Pa} = 7.6 \times 10^5\ \mathrm{J\ m^{-3}}$，
$V = 100\ \mathrm{mL} = 10^{-4}\ \mathrm{m^3}$

$\Pi = CRT = \dfrac{n_\mathrm{B}}{V} RT$ より，

$$n_\mathrm{B} = \frac{\Pi V}{RT} = \frac{7.6 \times 10^5\ (\mathrm{J\ m^{-3}}) \times 10^{-4}(\mathrm{m^3})}{8.31(\mathrm{J\ K^{-1}\ mol^{-1}}) \times 310(\mathrm{K})} = 0.03\ \mathrm{mol}$$

したがって，$180\ \mathrm{g/mol} \times 0.03\ \mathrm{mol} = 5.4\ \mathrm{g}$

〔**6**〕

$2.3\ \mathrm{g}$

$$m = \frac{\Delta T_\mathrm{f}}{i \cdot K_\mathrm{f}} = \frac{0.52\ ℃}{1.8 \times 1.86\ ℃\ \mathrm{kg\ mol^{-1}}} = 0.16\ \mathrm{mol/kg} \cong 0.16\ \mathrm{mol/L}$$

$$W_B = 286 \times 0.16 \times \frac{50}{1000} = 2.3\,\text{g}$$

〔**7**〕

$3.1 \times 10^6\,\text{Pa}$

塩化ナトリウムと尿素（NH_2CONH_2）の総粒子濃度を求める．

NaCl：解離度が1なので，ファントホッフ係数は $i = 2$ となり，

$$C = \frac{29 \times 2}{58.4} = 1.0\,\text{mol/L}$$

NH_2CONH_2：非電解質なので，

$$C = \frac{12}{60.1} = 0.2\,\text{mol/L}$$

これらを合わせると $C = 1.2\,\text{mol/L}$ となる．それぞれの値をファントホッフ式に代入すると

$$\Pi = CRT = (1 + 0.2)\,\text{mol}\,\text{L}^{-1} \times 8.31\,\text{J}\,\text{K}^{-1}\,\text{mol}^{-1} \times (273 + 37)\,\text{K}$$
$$= 3091\,\text{J}\,\text{L}^{-1} = 3091\,\text{kPa} = 3.1 \times 10^6\,\text{Pa} = 3.1 \times 10^6\,\text{N}\,\text{m}^{-2}$$

が得られる．

＊　単位換算に注意

$1\,\text{L} = 10^{-3}\,\text{m}^3$，$1\,\text{J} = 1\,\text{N}\,\text{m}$ なので $\text{J}\,\text{L}^{-1} = \dfrac{\text{N}\,\text{m}}{10^{-3}\,\text{m}^3} = 10^3\,\text{N}\,\text{m}^{-2}$
$= 10^3\,\text{Pa} = \text{kPa}$ となる．また，$1\,\text{Pa} = 1\,\text{N}\,\text{m}^{-2}$ の関係がある．

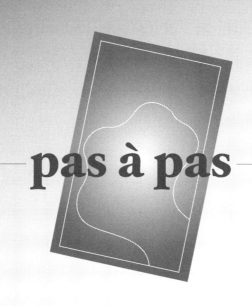

第5章

熱 力 学

熱力学は，物質系のエネルギー収支を取り扱うものであり，熱力学によってある反応が起こり得るかどうかを判断することができる．

「化学反応において発生，または吸収される熱量の総和は，その反応が一定圧力下で進行する限り，始めの状態と終りの状態だけで決まり，途中の経路には依存しない」．これを**ヘス（Hess）の法則**という．この法則により，未知の化学反応や直接測定することのできない反応の反応熱（エンタルピー変化）を既知の熱化学方程式より計算で求めることができる．

Check Point

*　**熱容量**：物質の温度を1K（または1℃）だけ上昇させるのに必要な熱量（エネルギー）を**熱容量**といい，物質1 mol当たりの熱容量を**モル熱容量**（$J K^{-1} mol^{-1}$）という．

*　**内部エネルギー**：系を構成している原子・分子が持っている種々のエネルギーをまとめて**内部エネルギー**（U）という．系の内部エネルギー変化（ΔU）は，変化に伴って外界から系に流入した**熱量**（q）と外界が系に対して行った**仕事**（w）の和に等しい．

$$\Delta U = q + w \qquad (\text{熱力学第一法則}) \qquad (1)$$

ここで，仕事が外圧（P）による体積変化（ΔV）に限られるときの内部エネルギー変化は次式で表される．

$$\Delta U = q + w = q - P\Delta V \qquad (2)$$

*　**エンタルピー**：系の内部エネルギー（U）に仕事（PV）を加えたものを**エンタルピー**（H）と定義する（$H = U + PV$）．エンタルピー変化（ΔH）は

$$\Delta H = \Delta U + P\Delta V \qquad (3)$$

で表される．式(3)に式(2)を代入すると$\Delta H = q$となり，定圧下，仕事がPVに限られるとき，系に出入りする熱量qはエンタルピー変化ΔHに等しい．

*　**標準燃焼エンタルピー**：可燃性の純物質を標準状態で燃焼させたときの物質1 molあたりのエンタルピー変化を**標準燃焼エンタルピー**（$\Delta_c H°$）という．多くの化合物の標準燃焼エンタルピーが測定されて

第5章 熱力学

いる.

* **標準生成エンタルピー**：標準状態の最も安定な単体のもつエンタルピーをゼロと定め，それらの**基準状態**の元素から1 molの物質が標準状態で生成するときのエンタルピー変化をその物質の**標準生成エンタルピー**といい，$\Delta_f H°$で表す．基準状態の元素には，$H_2(g)$, $C(s, 黒鉛)$, $N_2(g)$, $O_2(g)$, $Na(s)$, $Cl_2(g)$, $S(s, 斜方晶形)$ などがある．

* **標準反応エンタルピー**：一般式，$(aA + bB \rightarrow cC + dD)$，で表される反応の**標準反応エンタルピー**（$\Delta_r H°$）は，反応に関与する物質の標準生成エンタルピー（$\Delta_f H°$）から求めることができる．

$$\Delta_r H° = (c\Delta_f H_C° + d\Delta_f H_D°) - (a\Delta_f H_A° + b\Delta_f H_B°) \tag{4}$$

* **エントロピー**：エントロピー（S）は乱雑さの指標となる状態関数で，系のエントロピー変化は系が吸収した熱量qをその時の絶対温度Tで除した次式で定義される．

$$\Delta S \geq \frac{q}{T} \tag{5}$$

ここで，等号は可逆的変化（平衡状態）のとき，不等号は**不可逆的変化（自発的変化）**のときに対応させる．

温度変化（$T_1 \rightarrow T_2$）に伴うエントロピー変化は，定容モル熱容量$C_{V,m}$または定圧モル熱容量$C_{P,m}$から次式で求められる．

$$\Delta S = \frac{q_V}{T} = nC_{V,m} \ln \frac{T_2}{T_1} \tag{6}$$

$$\Delta S = \frac{q_P}{T} = nC_{P,m} \ln \frac{T_2}{T_1} \tag{7}$$

* **標準反応エントロピー**：一般式，$(aA + bB \rightarrow cC + dD)$，で表される反応の**標準反応エントロピー**（$\Delta_r S°$）は，反応前後の物質の絶対エントロピーから求めることができる．

$$\Delta_r S° = (c\Delta_f S_C° + d\Delta_f S_D°) - (a\Delta_f S_A° + b\Delta_f S_B°) \tag{8}$$

* **ギブズエネルギー**：自発的変化の方向を決める熱力学関数として**ギブズエネルギー**（G）が定義された．

$$G = H - TS \tag{9}$$

ここで，Hはエンタルピー，Sはエントロピー，Tは絶対温度である．また，その変化量は次式で表される．

$$\Delta G = \Delta H - T\Delta S \tag{10}$$

* **自発的変化の方向**：定温定圧下，状態Aから状態Bへの変化が自発

的に起こるか否かは，ギブズエネルギー変化（ΔG）の符号で決まる．
　　$\Delta G < 0$：状態 A → 状態 B の変化が自発的に起こる
　　$\Delta G = 0$：系は平衡状態にある
　　$\Delta G > 0$：状態 A ← 状態 B の変化が自発的に起こる
* **標準生成ギブズエネルギー**：標準状態にある 1 mol の物質を同じ標準状態にある成分元素の単体からつくるときの反応ギブズエネルギー変化を**標準生成ギブズエネルギー**（$\Delta_f G°$）という．エンタルピーと同様，標準状態において最も安定な成分元素の単体のギブズエネルギーの値を 0 としてその変化量を求める．
* **標準反応ギブズエネルギー**：任意の反応，$a\text{A} + b\text{B} \rightarrow c\text{C} + d\text{D}$，の**標準反応ギブズエネルギー**（$\Delta_r G°$）は，反応物と生成物の**標準生成ギブズエネルギー**（$\Delta_f G°$）から次式により計算できる．

$$\Delta_r G° = (c \Delta_f G_C° + d \Delta_f G_D°) - (a \Delta_f G_A° + b \Delta_f G_B°)$$

第5章 熱力学

問題 1

1気圧下,100℃で系内の 10 g の水を蒸発させ,すべて水蒸気とした.次の各問に答えなさい.ただし,水蒸気は理想気体とし,水のモル蒸発熱は 40.7 kJ mol^{-1},気体定数は 8.31 J K^{-1} mol^{-1} とする.
(1) 系が吸収した熱量(q)を求めなさい.
(2) 内部エネルギー変化(ΔU)を求めなさい.

解答 (1) $q = \Delta H = 22.8$ kJ (2) $\Delta U = 19.7$ kJ

解説

(1) $H_2O(l) \rightarrow H_2O(g)$ $\Delta_{vap}H°(373\ K) = 40.7$ kJ mol^{-1}

定圧下,物質 1 mol を蒸発させるのに必要なエネルギーを蒸発熱または蒸発エンタルピー($\Delta_{vap}H$)と言う.蒸発は吸熱過程なので,$\Delta_{vap}H$ は常に正の値である.

H_2O 10 g は 10/18.01 = 0.56 mol なので,$q = \Delta H = 40.7 \times 0.56 = 22.8$ kJ となる.

(2) 内部エネルギー変化は,$\Delta U = q - P\Delta V$ で表される.水蒸気が理想気体であるので,理想気体の状態方程式を用いて $\Delta V = (\Delta n)RT/P$ として計算する.

$$\Delta U = q - P\Delta V = q - RT = 22.8\ \text{kJ} - (8.31 \times 10^{-3} \times 373)\ \text{kJ}$$
$$= 22.8 - 3.10\ \text{kJ} = 19.7\ \text{kJ}$$

となり,反応に気体を含む場合には体積変化が大きいので,ΔU と ΔH に差がみられる.

問題2

1気圧下，0℃で1molの氷が融解するとき，6.01 kJの熱を吸収する．次の各問に答えなさい．ただし，氷と水のモル体積はそれぞれ，$1.96 \times 10^{-6}\,\mathrm{m^3}$，$1.80 \times 10^{-6}\,\mathrm{m^3}$とし，1気圧 = $101.3\,\mathrm{kPa} = 101.3\,\mathrm{kJ\,m^{-3}}$の関係がある．

(1) エンタルピー変化（ΔH）を求めなさい．
(2) 内部エネルギー変化（ΔU）を求めなさい．

解答 (1) $\Delta H = 6.01\,\mathrm{kJ\,mol^{-1}}$ (2) $\Delta U = 6.01\,\mathrm{kJ\,mol^{-1}}$

解説

(1) 定圧下，氷が吸収した熱量 q はエンタルピー変化 ΔH に等しい．
(2) 内部エネルギー変化は

$\Delta U = q - P\Delta V = 6.01\,\mathrm{kJ\,mol^{-1}} - [101.3\,\mathrm{kJ\,m^{-3}} \times (1.80 \times 10^{-6} - 1.96 \times 10^{-6})\,\mathrm{m^3\,mol^{-1}}] = 6.01\,\mathrm{kJ\,mol^{-1}} + 1.62 \times 10^{-5}\,\mathrm{kJ\,mol^{-1}}$
$= 6.01\,\mathrm{kJ\,mol^{-1}}$

液体 ⇄ 固体への相変化の場合は体積変化が小さいので，融解や凝固におけるる ΔH と ΔU の値はほぼ同一と考えてよい．

問題3

$1 \times 10^5\,\mathrm{N/m^2}$，107℃で水素1.0 molと酸素0.5 molを反応させ，水（気体）を合成した．この反応に伴い243 kJの熱が発生した．水素と酸素はすべて反応し，温度及び圧力は一定であった．この反応に伴う内部エネルギー変化（kJ）を求めなさい．ただし，気体定数は $R = 8.31\,\mathrm{J\,mol^{-1}\,K^{-1}}$ とする。

（第99回薬剤師国家試験問題）

解答 $\Delta U = -241\text{ kJ}$

解説

水の生成反応は次式で表される.

$$\text{H}_2(g) + \frac{1}{2}\text{O}_2(g) \rightarrow \text{H}_2\text{O}(g) \quad \Delta_f H° = -243\text{ kJ}$$

内部エネルギー変化（ΔU）は，次式で求められる.

$$\Delta U = \Delta H - P\Delta V \tag{1}$$

さらに，水（水蒸気）は理想気体であるとして，理想気体の状態方程式（$PV = nRT$）を，$V = \dfrac{nRT}{P}$ と変形し，式(1)に代入する.

$$\begin{aligned}
\Delta U &= \Delta H - P\Delta V = \Delta H - (\Delta n)RT \\
&= -243\text{ kJ} - (1-1.5)\text{ mol} \times 8.31\text{ J K}^{-1}\text{ mol}^{-1} \\
&\quad \times (107+273)\text{ K} \\
&= -243\text{ kJ} - (-0.5)\text{ mol} \times 8.31 \times 10^{-3}\text{ kJ K}^{-1}\text{ mol}^{-1} \times 380\text{ K} \\
&= -241\text{ kJ}
\end{aligned}$$

本反応では，物質量 n が減少しているで，ΔU は ΔH より $\Delta(PV)$ だけ大きくなる.

問題 4

ジメチルエーテルを完全に燃焼させたときの標準燃焼エンタルピー（$\Delta_c H°$）を求めなさい．ただし，生成する水は気体（g）とし，$\text{CH}_3\text{OCH}_3(g)$，$\text{CO}_2(g)$，$\text{H}_2\text{O}(g)$ の標準生成エンタルピーはそれぞれ，-184，-394，-242 kJ mol^{-1} とする．

（第 96 回薬剤師国家試験問題）

解答 $\Delta_c H° = -1330\text{ kJ mol}^{-1}$

解説

ジメチルエーテルの燃焼反応式は次式で示される.

$$CH_3OCH_3(g) + 3O_2(g) \rightarrow 2CO_2(g) + 3H_2O(g) \qquad (1)$$
$$\Delta_c H° = ?$$

反応に関与する化合物の標準生成エンタルピーは

$$2C(s) + 3H_2(g) + 1/2O_2(g) \rightarrow CH_3OCH_3(g) \qquad (2)$$
$$\Delta_f H° = -184 \text{ kJ mol}^{-1}$$

$$C(s) + O_2(g) \rightarrow CO_2(g) \qquad (3)$$
$$\Delta_f H° = -394 \text{ kJ mol}^{-1}$$

$$H_2(g) + 1/2O_2(g) \rightarrow H_2O(g) \qquad (4)$$
$$\Delta_f H° = -242 \text{ kJ mol}^{-1}$$

式(1)は 2 × (3)式 + 3 × (4)式 - (2)式で得られるので

$$\Delta_c H° = (-394 \times 2) + (-242 \times 3) - (-184)$$
$$= -1330 \text{ kJ mol}^{-1}$$

問題5

グルコースの生成反応は式(1)で表される.

$$6C(s) + 6H_2(g) + 3O_2(g) \rightarrow C_6H_{12}O_6(s) \qquad (1)$$

また, 水素, 炭素およびグルコースの標準燃焼エンタルピーは以下のとおりである. これらのデータからグルコースの標準生成エンタルピー ($\Delta_f H°$) を求めなさい.

$$H_2(g) + 1/2O_2(g) = H_2O(l) + 286 \text{ kJ} \qquad (2)$$
$$C(s) + O_2(g) = CO_2(g) + 394 \text{ kJ} \qquad (3)$$
$$C_6H_{12}O_6(s) + 6O_2(g) = 6H_2O(l) + 6CO_2(g) + 2805 \text{ kJ} \qquad (4)$$

解答 $\Delta_f H° = -1275 \text{ kJ mol}^{-1}$

解説

標準生成エンタルピーは，反応に関与する物質の燃焼エンタルピーから Hess の法則を用いて計算できる．グルコースの生成反応式(1)は，6 ×(2)式 + 6 ×(3)式 −(4)式で得られるので，グルコースの標準生成エンタルピーは次式で計算できる．

$$\Delta_f H^\circ = [6 \times (-286) + 6 \times (-394)]\text{kJ} - (-2805)\text{kJ}$$
$$= -1275\text{ kJ mol}^{-1}$$

問題 6

水の標準融解エンタルピーは $\Delta_{fus}H^\circ(273.15\text{ K}) = 6.01\text{ kJ mol}^{-1}$ であり，標準蒸発エンタルピーは $\Delta_{vap}H^\circ(373.15\text{ K}) = 40.7\text{ kJ mol}^{-1}$ である．水の融解エントロピーおよび蒸発エントロピーを求めなさい．

解答 $\Delta_{fus}S^\circ = 22.0\text{ J K}^{-1}\text{ mol}^{-1}$，$\Delta_{vap}S^\circ = 109\text{ J K}^{-1}\text{ mol}^{-1}$

解説

系のエントロピー変化は，系が吸収または放出した熱量 q をその時の絶対温度 T で除した値と定義される．定圧下では，$q = \Delta H$ であるので，

融解エントロピー：$\Delta_{fus}S^\circ = \dfrac{\Delta_{fus}H^\circ}{T_f} = \dfrac{6.01 \times 10^3\text{ J mol}^{-1}}{273.15\text{ K}}$
$= 22.0\text{ J K}^{-1}\text{ mol}^{-1}$

蒸発エントロピー：$\Delta_{vap}S^\circ = \dfrac{\Delta_{vap}H^\circ}{T_b} = \dfrac{40.7 \times 10^3\text{ J mol}^{-1}}{373.15\text{ K}}$
$= 109\text{ J K}^{-1}\text{ mol}^{-1}$

となる．ここで，T_f および T_b は水の標準融点および沸点である．水の蒸発エントロピーは融解エントロピーよりもずっと大きいことがわかる．

問題7

グルコース生成の熱化学反応式は次式で表される．また，各物質の標準エントロピー$S°$（$J\,K^{-1}\,mol^{-1}$）を反応式の下に示した．次の各問に答えなさい．

$$6C(s) + 6H_2(g) + 3O_2(g) \rightarrow C_6H_{12}O_6(s)$$
$$\Delta_f H° = -1275\,kJ\,mol^{-1}$$

$S°$　6×5.7　6×130.7　3×205.1　210.3

(1) 標準反応エントロピー（$\Delta_r S°$）を求めなさい．
(2) 25℃におけるグルコースの標準生成ギブズエネルギー（$\Delta_f G°$）を求めなさい．

解答
$\Delta_r S° = 1.22\,kJ\,K^{-1}\,mol^{-1}$　　$\Delta_f G° = -911\,kJ\,mol^{-1}$

解説

(1) 化学反応におけるエントロピー変化は，反応前後の各物質の標準エントロピーを用いて計算できる．

$$\Delta_r S° = 210.3 - (34.2 + 784.2 + 615.3) = -1223.4\,J\,K^{-1}\,mol^{-1}$$
$$= -1.22\,kJ\,K^{-1}\,mol^{-1}$$

(2) $\Delta G° = \Delta H° - T\Delta S° = -1275\,kJ\,mol^{-1} + (298 \times 1.22)\,kJ\,mol^{-1}$
$$= -911\,kJ\,mol^{-1}$$

$\Delta G° < 0$ なので，この反応は自発的に進行する．

演習問題

〔1〕 1気圧下,20℃の水を100℃まで加熱した.1 mol 当たりの水のエントロピー変化量を求めなさい.ただし,定圧モル熱容量は $C_{p,m}$ = 76 J K^{-1} mol^{-1},$\ln 1.27 = 0.24$ とする.

〔2〕 グルコースを完全に燃焼させたときの標準燃焼エンタルピー (kJ mol^{-1}) を求めなさい.ただし,生成する水は気体とし,$C_6H_{12}O_6$(固体),CO_2(気体),H_2O(気体)の標準生成エンタルピーはそれぞれ,-1274,-394,-242 kJ mol^{-1} とする.

〔3〕 プロパンの標準生成エンタルピーを求めなさい.ただし,C(s),H$_2(g)$,C$_3$H$_8(g)$の標準燃焼エンタルピーはそれぞれ,-394,-286,-2220 kJ mol^{-1} である.

〔4〕 エテン(エチレン)の水素化反応によりエタンが生成する反応の標準反応エンタルピーと標準反応ギブズエネルギーを求めなさい.ただし,エテンおよびエタンの標準生成エンタルピーと標準生成ギブズエネルギーは次の通りである.

$2C(s) + 2H_2(g) \rightarrow CH_2=CH_2(g)$ (1) $\Delta_f H° = +52.3$ kJ·mol^{-1}
$\Delta_f G° = +68.1$ kJ·mol^{-1}
$2C(s) + 3H_2(g) \rightarrow CH_3CH_3(g)$ (2) $\Delta_f H° = -84.7$ kJ·mol^{-1}
$\Delta_f G° = -32.9$ kJ·mol^{-1}

〔5〕 二酸化炭素と水からグルコースが生じる反応は式(1)で示される.各物質の標準生成ギブズエネルギーの値($\Delta_f G°$,kJ mol^{-1})を式の下に示した.この反応の標準反応ギブズエネルギー($\Delta_r G°$)を求め,この反応が自発的に進行するかどうかを判断しなさい.

$$6CO_2(g) \quad + \quad 6H_2O(l) \quad \rightarrow \quad C_6H_{12}O_6(s) \quad + \quad 6O_2(g)$$

$\Delta_f G°$ $6 \times (-394.4)$ $6 \times (-237.1)$ -910.6 0

演習問題・解答

[1]

$\Delta S = 18\,\mathrm{J\,K^{-1}\,mol^{-1}}$

定圧下での温度変化 ($T_1 \to T_2$) に伴うエントロピー変化は,定圧モル熱容量 $C_{\mathrm{P,m}}$ から次式で求められる.

$$\Delta S = \frac{q_\mathrm{p}}{T} = nC_{\mathrm{P,m}} \ln \frac{T_2}{T_1} = 76\,\mathrm{J\,K^{-1}\,mol^{-1}} \times \ln \frac{373\,\mathrm{K}}{293\,\mathrm{K}}$$
$$= (76 \times \ln 1.27) = 18.2\,\mathrm{J\,K^{-1}\,mol^{-1}}$$

[2]

$\Delta_\mathrm{c} H^\circ = -2542\,\mathrm{kJ\,mol^{-1}}$

グルコースの燃焼反応は次式で示される.

$$\mathrm{C_6H_{12}O_6}(s) + 6\mathrm{O_2}(g) \to 6\mathrm{H_2O}(g) + 6\mathrm{CO_2}(g) \tag{1}$$
$$\Delta_\mathrm{c} H^\circ = ?$$

反応に関与する物質の標準生成エンタルピーは

$$6\mathrm{C}(s) + 6\mathrm{H_2}(g) + 3\mathrm{O_2}(g) \to \mathrm{C_6H_{12}O_6}(s) \tag{2}$$
$$\Delta_\mathrm{f} H^\circ = -1274\,\mathrm{kJ\cdot mol^{-1}}$$
$$\mathrm{C}(s) + \mathrm{O_2}(g) \to \mathrm{CO_2}(g) \tag{3}$$
$$\Delta_\mathrm{f} H^\circ = -394\,\mathrm{kJ\cdot mol^{-1}}$$
$$\mathrm{H_2}(g) + 1/2\mathrm{O_2}(g) \to \mathrm{H_2O}(g) \tag{4}$$
$$\Delta_\mathrm{f} H^\circ = -242\,\mathrm{kJ\cdot mol^{-1}}$$

式(1)は $6 \times (3)$式 $+ 6 \times (4)$式 $- (2)$式で得られるので

$$\Delta_\mathrm{c} H^\circ = 6 \times (-394) + 6 \times (-242) - (-1274)$$
$$= -2364 - 1452 + 1274 = -2542\,\mathrm{kJ\,mol^{-1}}$$

[3]

$\Delta_\mathrm{f} H^\circ = -106\,\mathrm{kJ\,mol^{-1}}$

プロパンの生成反応式は

$$3\mathrm{C}(s) + 4\mathrm{H_2}(g) \to \mathrm{C_3H_8}(g) \tag{1}$$

生成エンタルピーは反応に関与する物質の燃焼エンタルピーから求められる.

$$C(s) + O_2(g) \rightarrow CO_2(g) \qquad (2)$$
$$\Delta_c H° = -394 \text{ kJ mol}^{-1}$$
$$H_2(g) + 1/2O_2(g) \rightarrow H_2O(l) \qquad (3)$$
$$\Delta_c H° = -286 \text{ kJ mol}^{-1}$$
$$C_3H_8(g) + 5O_2(g) \rightarrow 3CO_2(g) + 4H_2O(l) \qquad (4)$$
$$\Delta_c H° = -2220 \text{ kJ mol}^{-1}$$

式(1)は 3 × (2)式 + 4 × (3)式 − (4)式で得られるので

$$\Delta_f H° = 3 \times (-394) + 4 \times (-286) + 2220 = -106 \text{ kJ mol}^{-1}$$

[4]

$\Delta_r H° = -137 \text{ kJ mol}^{-1} \qquad \Delta_r G° = -101 \text{ kJ mol}^{-1}$

エチレンの水素化反応は次式で表される.

$$C_2H_4(g) + H_2(g) \rightarrow C_2H_6(g)$$

したがって, 標準反応エンタルピーは

$$\Delta_r H° = (2) - (1) = -84.7 - 52.3 = -137.0 \text{ kJ mol}^{-1}$$

標準反応ギブズエネルギーは

$$\Delta_r G° = \Delta_f G°(C_2H_6) - [\Delta_f G°(C_2H_4) + \Delta_f G°(H_2)]$$
$$= -32.9 - 68.1 - 0 = -101.0 \text{ kJ mol}^{-1}$$

[5]

$\Delta_r G° = +2878 \text{ kJ mol}^{-1}$

$$\Delta_r G° = [\Delta_f G°(C_6H_{12}O_6) + 6\Delta_f G°(O_2)] - [6\Delta_f G°(CO_2) + 6\Delta_f G°(H_2O)]$$
$$= -910.6 - (-2366.4 - 1422.6) = +2878.4 \text{ kJ mol}^{-1}$$

この反応は $\Delta G > 0$ なので, 自発的には進行しない.

付　　録

ギリシャ文字

A	α	アルファ	(alpha)	N	ν	ニュー	(nu)
B	β	ベータ	(beta)	Ξ	ξ	グザイ	(xi)
Γ	γ	ガンマ	(gamma)	O	o	オミクロン	(omicron)
Δ	δ	デルタ	(delta)	Π	π	パイ	(pi)
E	ϵ	イプシロン	(epsilon)	P	ρ	ロー	(rho)
Z	ζ	ゼータ	(zeta)	Σ	σ	シグマ	(sigma)
H	η	イータ	(eta)	T	τ	タウ	(tau)
Θ	θ	シータ	(theta)	Υ	υ	ウプシロン	(upsilon)
I	ι	イオタ	(iota)	Φ	φ, ϕ	ファイ	(phi)
K	κ	カッパ	(kappa)	X	χ	カイ	(chi)
Λ	λ	ラムダ	(lambda)	Ψ	ψ	プサイ	(psi)
M	μ	ミュー	(mu)	Ω	ω	オメガ	(omega)

モル沸点上昇定数，モル凝固点降下定数

主な溶媒のモル沸点上昇定数（K_b）およびモル凝固点降下定数（K_f）

溶媒	沸点(℃)	K_b	凝固点(℃)	K_f
水	100	0.515	0	1.85
アセトン	56.29	1.71	-94.7	2.40
アンモニア	-33.35	0.34	-77.7	0.98
エタノール	78.29	1.16		
メタノール	64.70	0.79		
クロロホルム	61.15	3.62	-63.55	4.90
四塩化炭素	76.75	4.48	-22.95	29.8
ジエチルエーテル	34.55	1.82		
1,4-ジオキサン	101.32	3.27	11.80	4.63
シクロヘキサン	80.73	2.75	6.54	20.2
ヘキサン	68.74	2.78		
トルエン	110.63	3.29		
ベンゼン	80.10	2.53	5.53	5.12
ニトロベンゼン	210.80	5.04	5.76	6.85
ベンゾニトリル	191.10	3.87	-12.75	5.34
酢酸エチル	77.11	2.58		
酢酸	117.90	2.53	16.66	3.90

常用対数表

(島原健三・水林久雄共著 (2000年), わかりやすい化学計算, 三共出版より)

x	0	1	2	3	4	5	6	7	8	9	比 例 部 分								
											1	2	3	4	5	6	7	8	9
10	0000	0043	0086	0128	0170	0212	0253	0294	0334	0374	4	8	12	17	21	25	29	33	37
11	0414	0453	0492	0531	0569	0607	0645	0682	0719	0755	4	8	11	15	19	23	26	30	34
12	0792	0828	0864	0899	0934	0969	1004	1038	1072	1106	3	7	10	14	17	21	24	28	31
13	1139	1173	1206	1239	1271	1303	1335	1367	1399	1430	3	6	10	13	16	19	23	26	29
14	1461	1492	1523	1553	1584	1614	1644	1673	1703	1732	3	6	9	12	15	18	21	24	27
15	1761	1790	1818	1847	1875	1903	1931	1959	1987	2014	3	6	8	11	14	17	20	22	25
16	2041	2068	2095	2122	2148	2175	2201	2227	2253	2279	3	5	8	11	13	16	18	21	24
17	2304	2330	2355	2380	2405	2430	2455	2480	2504	2529	2	5	7	10	12	15	17	20	22
18	2553	2577	2601	2625	2648	2672	2695	2718	2742	2765	2	5	7	9	12	14	16	19	21
19	2788	2810	2833	2856	2878	2900	2923	2945	2967	2989	2	4	7	9	11	13	16	18	20
20	3010	3032	3054	3075	3096	3118	3139	3160	3181	3201	2	4	6	8	11	13	15	17	19
21	3222	3243	3263	3284	3304	3324	3345	3365	3385	3404	2	4	6	8	10	12	14	16	18
22	3424	3444	3464	3483	3502	3522	3541	3560	3579	3598	2	4	6	8	10	12	14	15	17
23	3617	3636	3655	3674	3692	3711	3729	3747	3766	3784	2	4	6	7	9	11	13	15	17
24	3802	3820	3838	3856	3874	3892	3909	3927	3945	3962	2	4	5	7	9	11	12	14	16
25	3979	3997	4014	4031	4048	4065	4082	4099	4116	4133	2	3	5	7	9	10	12	14	15
26	4150	4166	4183	4200	4216	4232	4249	4265	4281	4298	2	3	5	7	8	10	11	13	15
27	4314	4330	4346	4362	4378	4393	4409	4425	4440	4456	2	3	5	6	8	9	11	13	14
28	4472	4487	4502	4518	4533	4548	4564	4579	4594	4609	2	3	5	6	8	9	11	12	14
29	4624	4639	4654	4669	4683	4698	4713	4728	4742	4757	1	3	4	6	7	9	10	12	13
30	4771	4786	4800	4814	4829	4843	4857	4871	4886	4900	1	3	4	6	7	9	10	11	13
31	4914	4928	4942	4955	4969	4983	4997	5011	5024	5038	1	3	4	6	7	8	10	11	12
32	5051	5065	5079	5092	5105	5119	5132	5145	5159	5172	1	3	4	5	7	8	9	11	12
33	5185	5198	5211	5224	5237	5250	5263	5276	5289	5302	1	3	4	5	6	8	9	10	12
34	5315	5328	5340	5353	5366	5378	5391	5403	5416	5428	1	3	4	5	6	8	9	10	11
35	5441	5453	5465	5478	5490	5502	5514	5527	5539	5551	1	2	4	5	6	7	9	10	11
36	5563	5575	5587	5599	5611	5623	5635	5647	5658	5670	1	2	4	5	6	7	8	10	11
37	5682	5694	5705	5717	5729	5740	5752	5763	5775	5786	1	2	3	5	6	7	8	9	10
38	5798	5809	5821	5832	5843	5855	5866	5877	5888	5899	1	2	3	5	6	7	8	9	10
39	5911	5922	5933	5944	5955	5966	5977	5988	5999	6010	1	2	3	4	5	7	8	9	10
40	6021	6031	6042	6053	6064	6075	6085	6096	6107	6117	1	2	3	4	5	6	8	9	10
41	6128	6138	6149	6160	6170	6180	6191	6201	6212	6222	1	2	3	4	5	6	7	8	9
42	6232	6243	6253	6263	6274	6284	6294	6304	6314	6325	1	2	3	4	5	6	7	8	9
43	6335	6345	6355	6365	6375	6385	6395	6405	6415	6425	1	2	3	4	5	6	7	8	9
44	6435	6444	6454	6464	6474	6484	6493	6503	6513	6522	1	2	3	4	5	6	7	8	9
45	6532	6542	6551	6561	6571	6580	6590	6599	6609	6618	1	2	3	4	5	6	7	8	9
46	6628	6637	6646	6656	6665	6675	6684	6693	6702	6712	1	2	3	4	5	6	7	7	8
47	6721	6730	6739	6749	6758	6767	6776	6785	6794	6803	1	2	3	4	5	5	6	7	8
48	6812	6821	6830	6839	6848	6857	6866	6875	6884	6893	1	2	3	4	4	5	6	7	8
49	6902	6911	6920	6928	6937	6946	6955	6964	6972	6981	1	2	3	4	4	5	6	7	8
50	6990	6998	7007	7016	7024	7033	7042	7050	7059	7067	1	2	3	3	4	5	6	7	8
51	7076	7084	7093	7101	7110	7118	7126	7135	7143	7152	1	2	3	3	4	5	6	7	8
52	7160	7168	7177	7185	7193	7202	7210	7218	7226	7235	1	2	2	3	4	5	6	7	7
53	7243	7251	7259	7267	7275	7284	7292	7300	7308	7316	1	2	2	3	4	5	6	6	7
54	7324	7332	7340	7348	7356	7364	7372	7380	7388	7396	1	2	2	3	4	5	6	6	7
55	7404	7412	7419	7427	7435	7443	7451	7459	7466	7474	1	2	2	3	4	5	5	6	7
56	7482	7490	7497	7505	7513	7520	7528	7536	7543	7551	1	2	2	3	4	5	5	6	7
57	7559	7566	7574	7582	7589	7597	7604	7612	7619	7627	1	2	2	3	4	5	5	6	7
58	7634	7642	7649	7657	7664	7672	7679	7686	7694	7701	1	1	2	3	4	4	5	6	7
59	7709	7716	7723	7731	7738	7745	7752	7760	7767	7774	1	1	2	3	4	4	5	6	7

付　録

x	0	1	2	3	4	5	6	7	8	9	比例部分								
											1	2	3	4	5	6	7	8	9
60	7782	7789	7796	7803	7810	7818	7825	7832	7839	7846	1	1	2	3	4	4	5	6	6
61	7853	7860	7868	7875	7882	7889	7896	7903	7910	7917	1	1	2	3	4	4	5	6	6
62	7924	7931	7938	7945	7952	7959	7966	7973	7980	7987	1	1	2	3	3	4	5	6	6
63	7993	8000	8007	8014	8021	8028	8035	8041	8048	8055	1	1	2	3	3	4	5	5	6
64	8062	8069	8075	8082	8089	8096	8102	8109	8116	8122	1	1	2	3	3	4	5	5	6
65	8129	8136	8142	8149	8156	8162	8169	8176	8182	8189	1	1	2	3	3	4	5	5	6
66	8195	8202	8209	8215	8222	8228	8235	8241	8248	8254	1	1	2	3	3	4	5	5	6
67	8261	8267	8274	8280	8287	8293	8299	8306	8312	8319	1	1	2	3	3	4	5	5	6
68	8325	8331	8338	8344	8351	8357	8363	8370	8376	8382	1	1	2	3	3	4	4	5	6
69	8388	8395	8401	8407	8414	8420	8426	8432	8439	8445	1	1	2	2	3	4	4	5	6
70	8451	8457	8463	8470	8476	8482	8488	8494	8500	8506	1	1	2	2	3	4	4	5	6
71	8513	8519	8525	8531	8537	8543	8549	8555	8561	8567	1	1	2	2	3	4	4	5	5
72	8573	8579	8585	8591	8597	8603	8609	8615	8621	8627	1	1	2	2	3	4	4	5	5
73	8633	8639	8645	8651	8657	8663	8669	8675	8681	8686	1	1	2	2	3	4	4	5	5
74	8692	8698	8704	8710	8716	8722	8727	8733	8739	8745	1	1	2	2	3	4	4	5	5
75	8751	8756	8762	8768	8774	8779	8785	8791	8797	8802	1	1	2	2	3	3	4	5	5
76	8808	8814	8820	8825	8831	8837	8842	8848	8854	8859	1	1	2	2	3	3	4	5	5
77	8865	8871	8876	8882	8887	8893	8899	8904	8910	8915	1	1	2	2	3	3	4	4	5
78	8921	8927	8932	8938	8943	8949	8954	8960	8965	8971	1	1	2	2	3	3	4	4	5
79	8976	8982	8987	8993	8998	9004	9009	9015	9020	9026	1	1	2	2	3	3	4	4	5
80	9031	9036	9042	9047	9053	9058	9063	9069	9074	9079	1	1	2	2	3	3	4	4	5
81	9085	9090	9096	9101	9106	9112	9117	9122	9128	9133	1	1	2	2	3	3	4	4	5
82	9138	9143	9149	9154	9159	9165	9170	9175	9180	9186	1	1	2	2	3	3	4	4	5
83	9191	9196	9201	9206	9212	9217	9222	9227	9232	9238	1	1	2	2	3	3	4	4	5
84	9243	9248	9253	9258	9263	9269	9274	9279	9284	9289	1	1	2	2	3	3	4	4	5
85	9294	9299	9304	9309	9315	9320	9325	9330	9335	9340	1	1	2	2	3	3	4	4	5
86	9345	9350	9355	9360	9365	9370	9375	9380	9385	9390	1	1	2	2	3	3	4	4	5
87	9395	9400	9405	9410	9415	9420	9425	9430	9435	9440	0	1	1	2	2	3	3	4	4
88	9445	9450	9455	9460	9465	9469	9474	9479	9484	9489	0	1	1	2	2	3	3	4	4
89	9494	9499	9504	9509	9513	9518	9523	9528	9533	9538	0	1	1	2	2	3	3	4	4
90	9542	9547	9552	9557	9562	9566	9571	9576	9581	9586	0	1	1	2	2	3	3	4	4
91	9590	9595	9600	9605	9609	9614	9619	9624	9628	9633	0	1	1	2	2	3	3	4	4
92	9638	9643	9647	9652	9657	9661	9666	9671	9675	9680	0	1	1	2	2	3	3	4	4
93	9685	9689	9694	9699	9703	9708	9713	9717	9722	9727	0	1	1	2	2	3	3	4	4
94	9731	9736	9741	9745	9750	9754	9759	9763	9768	9773	0	1	1	2	2	3	3	4	4
95	9777	9782	9786	9791	9795	9800	9805	9809	9814	9818	0	1	1	2	2	3	3	4	4
96	9823	9827	9832	9836	9841	9845	9850	9854	9859	9863	0	1	1	2	2	3	3	4	4
97	9868	9872	9877	9881	9886	9890	9894	9899	9903	9908	0	1	1	2	2	3	3	4	4
98	9912	9917	9921	9926	9930	9934	9939	9943	9948	9952	0	1	1	2	2	3	3	4	4
99	9956	9961	9965	9969	9974	9978	9983	9987	9991	9996	0	1	1	2	2	3	3	4	4
100	00000	00043	00087	00130	00173	00217	00260	00303	00346	00389	4	9	13	17	22	26	30	35	39
101	00432	00475	00518	00561	00604	00647	00689	00732	00775	00817	4	9	13	17	22	26	30	34	39
102	00860	00903	00945	00988	01030	01072	01115	01157	01199	01242	4	8	13	17	21	25	30	34	38
103	01284	01326	01368	01410	01452	01494	01536	01578	01620	01662	4	8	13	17	21	25	29	34	38
104	01703	01745	01787	01828	01870	01912	01953	01995	02036	02078	4	8	12	17	21	25	29	33	37
105	02119	02160	02202	02243	02284	02325	02366	02407	02449	02490	4	8	12	16	21	25	29	33	37
106	02531	02572	02612	02653	02694	02735	02776	02816	02857	02898	4	8	12	16	20	24	28	32	36
107	02938	02979	03019	03060	03100	03141	03181	03222	03262	03302	4	8	12	16	20	24	28	32	36
108	03342	03383	03423	03463	03503	03543	03583	03623	03663	03703	4	8	12	16	20	24	28	32	36
109	03743	03782	03822	03862	03902	03941	03981	04021	04060	04100	4	8	12	16	20	24	28	31	36
110	04139	04179	04218	04258	04297	04336	04376	04415	04454	04493	4	8	12	16	20	24	28	31	36

MEMO

MEMO

MEMO

MEMO

MEMO

MEMO

黒澤　隆夫（くろさわ　たかお）
1951年生
1974年　北海道大学薬学部卒業
1976年　北海道大学大学院修士課
　　　　程修了
1976年より　北海道医療大学（旧
　　　　東日本学園大学）薬学部
　　　　助手・講師・助教授
現在　北海道医療大学薬学部名誉
　　　教授
薬学博士
専門：薬品分析，臨床分析
趣味：読書，旅行

豊田　栄子（とよた　えいこ）
1949年生
1974年　東北薬科大学卒業
1976年　東北薬科大学大学院修士
　　　　課程修了
1976年より　北海道医療大学（旧
　　　　東日本学園大学）薬学部
　　　　助手・講師・助教授
現在　北海道医療大学薬学部名誉
　　　教授
薬学博士
専門：薬品物理化学，錯体化学，
　　　タンパク質の結晶構造解析
趣味：読書，ハイキング

京都廣川"パザパ"薬学演習シリーズ **7**
薬 学 計 算 演 習〔第 2 版〕

定価（本体 3,200 円 + 税）

2010年 4 月 1 日　　初 版 発 行 ©
2015年 3 月23日　　第 2 版 発 行
2019年 2 月15日　　4 刷 発 行

編　著　者　　黒　澤　隆　夫
　　　　　　　豊　田　栄　子
発　行　者　　廣　川　重　男
印刷・製本　　日本ハイコム
表紙デザイン　㈲羽鳥事務所

発行所　**京 都 廣 川 書 店**
東京事務所　東京都千代田区神田小川町 2-6-12 東観小川町ビル
　　　　　　TEL 03-5283-2045　FAX 03-5283-2046
京都事務所　京都市山科区御陵中内町　京都薬科大学内
　　　　　　TEL 075-595-0045　FAX 075-595-0046

URL：http://www.kyoto-hirokawa.co.jp/

ISO14001 取得工場で印刷しました

―― 京都廣川・刊行書（4）――

★"パザパ"薬学演習シリーズ★

pas à pas（フランス語）とは一歩一歩 step by step！ 1ページ完結のやさしい問題を繰り返し解くことで，自然に基本が理解できる．毎日の講義の復習・確認に最適．数百題の豊富な問題を収載．通学中にも利用できるハンディサイズ． B6判

❶ 薬学分析化学演習〔第2版〕
田和理市・児玉頼光・松田 明 2,800円（税別）

❷ 物理化学演習〔第2版〕
三輪嘉尚・青木宏光 3,800円（税別）

❹ 有機化学演習
上西潤一／和田昭盛 3,800円（税別）

❺ 物理薬剤学・製剤学演習〔第2版〕
荻原琢男・尾関哲也・森部久仁一 2,800円（税別）

❻ 薬物速度論演習
灘井雅行／荻原琢男・林 弥生 2,800円（税別）

❼ 薬学計算演習〔第2版〕
黒澤隆夫・豊田栄子 3,200円（税別）

❾ 生物薬剤学演習
伊藤清美・荻原琢男・宮内正二 2,800円（税別）

❿ 調剤学演習
小林道也・齋藤浩司・唯野貢司・千葉 薫 2,800円（税別）

⓫ 衛生薬学演習〔第3版〕
緒方文彦・川崎直人・渡辺徹志 3,600円（税別）

⓬ 薬事関係法規演習〔第2版〕
山本いづみ 3,200円（税別）

⓭ 生化学演習
野尻久雄／唐澤 健・佐々木洋子・山下 純 3,800円（税別）

―――◆―――

★臨床での複合的事象を解く鍵は何か？ズバリ基礎力！★

学部生が理解できる（模擬）症例を基礎分野に因数分解することにより，基礎力の重要性を再認識させることを狙った問題集．

岩城正宏・齋藤浩司・灘井雅行 編著

リアリスティック 薬学複合問題
B5判 206頁 4,000円（税別）

リアリスティック 続・薬学複合問題
B5判 192頁 4,000円（税別）

京都廣川書店
KYOTO HIROKAWA URL: http://www.kyoto-hirokawa.co.jp/